徐荣谦

小儿推拿
护理大全

徐荣谦　编著

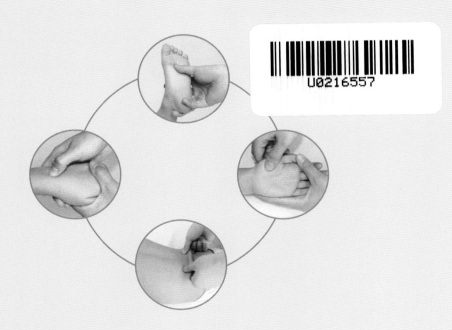

中国轻工业出版社

目录

第二章　小儿突发病
——快速、准确、有效

第三章 小儿常见病
——推拿、食疗、偏方

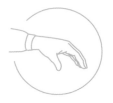
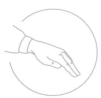

第四章 | 小儿日常经络保健
——强身健体、防未病

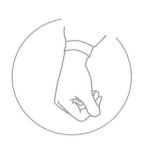
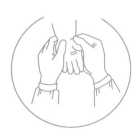

带你走进
小儿推拿的
神奇世界

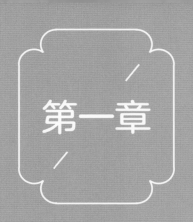

第一章

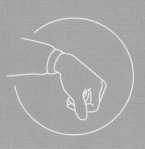

第1节 小儿推拿，让孩子少生病少吃药

小儿不喜药，穴位推拿最相宜

扫二维码看视频

小儿保健推拿是以中医理论为指导，根据小儿生理病理特点，在其体表特定穴位或部位施行特定的手法，以增强身体功能与抗病能力、促进小儿生长发育的一种保健手法。推拿作为一种良性、有序、具有双向调节保健作用的物理刺激，可对小儿机体进行全面调理，无痛苦，无创伤，不良反应少，且简单易行，容易被家长和孩子接受。

自药王孙思邈在《千金要方》中记载了"小儿虽无病，早起常以膏摩囟上及手足心，甚辟风寒"的保健推拿方法以来，推拿对小儿保健起到了不可估量的作用。

很多不了解中医奥妙的人都会对小儿保健推拿产生怀疑，有人觉得只依靠反复推拿几个穴位就能治病，是不是太神奇了？俗话说，"小儿百脉，汇于两掌"，孩子五指上的经络能通过不同的排列组合，再配以合适的按摩手法和力度，就能对疾病发挥很不错的治疗效果，在孩子健康时做适当的推拿，能起到保健的作用；当孩子生病时推拿相应的穴位，病症会有所改善。

由于小儿发病以外感病和饮食内伤居多，因此在推拿治疗上常用的也是以解表（推攒竹、推坎宫、推太阳、拿风池等穴）、清热（清天河水、推

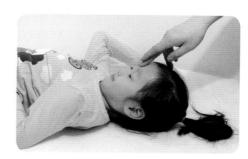

六腑、捏脊等）、消导（推脾经、揉板门、揉中脘、揉天枢等穴）为多；另一方面，小儿病情变化迅速，一日之内即可由实热证迅速转变为虚寒证（正气暴脱），因此，家长应及时给予按摩，必要时可结合中西医疗法，进行综合治疗。

小儿推拿的保健调理作用

　　小儿为纯阳之体，生机旺盛。小儿正处于各种生理反射、功能活动及行为习惯等（如排便、睡眠、进食、运动、作息、学习和思维）的建立时期，作为一种良性刺激，小儿推拿对于正常反射、功能建立和良好生活习惯的养成有着积极意义。通过推拿还能达到纠正偏颇体质，调质抗邪、调质防病、调质防变的作用。

平衡阴阳	小儿推拿通过运用不同的手法，作用于特定穴位，经气血、经络等影响相应脏器及其他部位，从而改变人体内部阴阳失调的病理状态，达到恢复阴阳平衡的目的。
调理脏腑	脏腑病变的基本机制是气血的运行失调，因此治疗时应以恢复气机的正常升降出入为基本原则。小儿推拿运用按摩手法作用于人体某一部位，通过经络的联系，使体内相应的脏腑产生相应的生理变化，补虚泻实，以达调理脏腑的目的。
行气活血	家长可通过摩腹促进小儿脾胃的通降功能，通过揉按脾腧、胃腧等增强小儿脾胃功能，增强气血的运行；通过按揉肝腧、清肝经等方法来疏肝理气。此外，在小儿四肢和背部的推、滚、揉等可直接行气活血。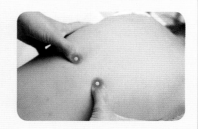
扶正祛邪	小儿推拿通过平衡阴阳、调理脏腑、行气活血等作用可使小儿阴阳平衡、气血调和、经络通畅、正气充足，从而使机体抗病能力和自然修复能力均得到提高，达到扶正祛邪、恢复健康的目的。

给孩子做推拿，可代替吃中药

众所周知，中药有四性：寒、热、温、平。但大家也许不知道，按摩中的推、拿、揉、捏与中药的四性是相对应的，也就是说，在某种程度上，按摩是可以代替中药的。我们的祖先在实践的基础上总结出了《推拿代药赋》，详细介绍了推拿小儿穴位所对应的中药以及功效，下面举几个例子来说明一下。

1 推脾经（拇指）

①旋推

代替中药：人参、白术。　　　　　功效：安神补脾，止泻。

怎 么 推：拇指外侧（桡侧）或拇指指腹为脾经，顺时针方向旋推是补法。

②直推

代替中药：灶土、石膏。　　　　　功效：治疗便秘。

怎 么 推：小儿拇指为脾土，向指尖方向直推是泻法。一般2岁以上小儿可推300下，年长或年幼者可酌情推500次或100次。

2 推肺经（无名指）

①旋推

代替中药：桑皮、桔梗。　　　　　功效：补虚益气。

怎 么 推：家长用拇指指腹在小儿无名指指腹顺时针旋推。

②直推

代替中药：五味子、冬花。　　　　功效：润肺止咳。

怎 么 推：家长用拇指指腹推小儿无名指指面，从指根向指尖推。

3 推大肠经（食指）

①补大肠经：大肠经在食指桡侧缘，从指尖直线推向虎口。

代替中药：诃子、炮姜。　　　　　功效：温肠止泻，治疗腹泻。

怎 么 推：食指桡侧，从指尖直线推向虎口。

②清大肠经：大肠经在食指桡侧缘，从虎口直推至指尖。

代替中药：大黄、枳实。　　　　　　功效：治疗便秘。

怎 么 推：食指桡侧，自虎口直推至指尖。

4　揉手背（外劳宫）

代替中药：白芍、川芎。　　　　　　功效：止腹痛，利小便。

怎 么 推：用拇指指腹稍用力揉手背外劳宫处。

5　掐揉五指节

代替中药：苍术。　　　　　　　　　功效：止汗除热。

怎 么 揉：五指节指的是掌背第一指间关节。用拇指指甲依次从小儿拇指
　　　　　掐至小指。

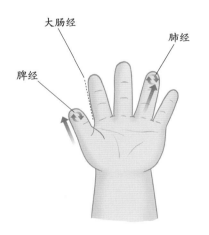
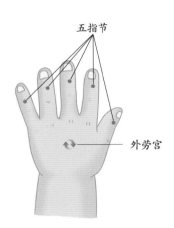

孩子体质不同，按摩方法大不同

　　由于每个孩子的体质都不尽相同，所以中医里把孩子的体质分为健康、寒、热、虚、湿五种类型。这样就可以根据孩子体质的差异采用不同的方法给

孩子进行保健，下面就来对照看看自己的孩子究竟是什么体质，并为孩子选择科学合理的保健方法吧！

健康型
体质特点：孩子身体比较壮实，精神饱满，面色红润，大小便正常。
健康调养：此种体质的孩子在平时的生活中只要坚持营养均衡，就能继续保持健康的状态，不需要特别调养。

寒型
体质特点：孩子经常面色苍白，身体和手脚冰凉，不爱活动，吃饭不香，吃冷食物容易拉肚子。
健康调养：父母应每天给孩子捏脊5次，按揉内劳宫100次。饮食原则是温养胃脾，多吃鸡肉、核桃、羊肉等，不要过多食用寒性食品，比如西瓜、冬瓜等。

热型
体质特点：孩子形体壮实，面赤唇红，喜凉厌热。
健康调养：应多吃甘淡寒凉的食物，如冬瓜、绿豆、西瓜、萝卜、芹菜、鸭肉、梨子、苦瓜等。

湿型
体质特点：孩子一般形体肥胖，动作迟缓，喜欢吃油腻的食物。
健康调养：父母每天要给孩子捏脊5次，揉板门200次。饮食原则以健脾祛湿化痰为主，多吃海带、冬瓜、橙子、鲫鱼、扁豆等，不贪食甜腻酸涩的食物，如蜂蜜、红枣、糯米、冰镇饮料等。

虚型
体质特点：孩子容易出汗，面色发黄，容易疲倦，饭量较少。
健康调养：平时要经常给孩子补脾经、补肝经、补心经、补肺经、补肾经各100次，即在孩子的五个手指面分别按顺时针方向旋转推动。饮食原则是气血双补，平时多吃牛肉、羊肉、木耳、核桃等，少吃或不吃苦寒生冷食品，如绿豆、苦瓜等。

哪些情况下可以做小儿推拿

小儿推拿适应对象一般是6岁以下的小儿，特别是3岁以下的婴幼儿推拿效果会更好，当然，在临床上再大一点的孩子也可以做小儿推拿，操作的时候配合一些成人按摩手法以加强效果。

病理上来说临床适用疾病比较广泛，常用于治疗呼吸系统疾病，如感冒、咳嗽、发热、支气管炎、咽炎、哮喘等；消化系统疾病，如腹痛、腹泻、疳积、积滞、厌食、呕吐、便秘等；其他如遗尿、尿频、夜惊、惊风、肌性斜颈、脑瘫、佝偻病等病症都可以通过小儿推拿来调理。生理上来说日常保健可以促进儿童生长发育、健脑益智、调理体质、预防疾病发生等。

哪些情况下不宜做小儿推拿

小儿推拿治疗范围广泛，效果良好，但也有一些情况不适合使用，家长须了解：

1. 孩子吃得过饱或太饿时，不适合做推拿。最好在饭后1小时或是睡前做。

2. 小儿有严重症状而诊断不明确的，不建议自行推拿，应及时就诊。

3. 皮肤有破损（烧伤、烫伤、擦伤、裂伤等）、疥疮、皮炎、疔疮、疖肿、脓肿、不明肿块，以及局部有伤口瘢痕等。

4. 有急性传染病，如猩红热、水痘、病毒性肝炎、肺结核、梅毒等。

5. 有出血倾向的疾病（血小板减少性紫癜、白血病、血友病、再生障碍性贫血等），以及正在出血部位应该禁用推拿手法，防止手法刺激导致再次出血或出血加重。

6. 骨与关节结核、化脓性关节炎，以及可能存在肿瘤、外伤、骨折、骨头脱位等局部应避免推拿；危重病及心、肺、肝、肾等脏器疾病。

小儿推拿的取穴方法

　　小儿推拿取穴的方法很多，以被按摩者的手指为标准来定取穴位的方法称为"手指同身寸取穴法"。因个人手指的长度和宽度与其他部位有着一定的比例，所以可用被按摩者本人的手指来测量定穴。一般情况下，手指同身寸取穴法是最常用和最简便的取穴方法。

▶取穴方法

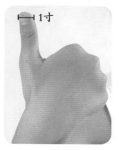 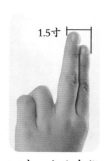 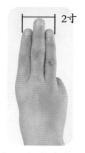 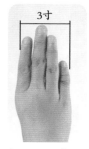

1寸：小儿拇指指关节的宽度为1寸。

1.5寸：小儿食指和中指并拢的宽度为1.5寸。

2寸：小儿食指、中指和无名指并拢的宽度为2寸。

3寸：小儿食指、中指、无名指、小指四指并拢的宽度为3寸。

小儿推拿手法的基本要求

扫二维码看视频

　　小儿推拿手法的基本要求是均匀、柔和、平稳，从而达到渗透肌层作用。均匀，是指手法动作要有节律性，快慢始终如一，切忌忽快忽慢，用力要轻重得当，每个穴位的力量要均匀一致；柔和，是指手法用力要和缓、灵巧；平稳，是要求手法着实，吸附在肌肤的表面，轻而不浮，重而不滞。之所以特别强调手法要轻快柔和、平稳着实，是因为小儿脏腑娇嫩，形气未充，肌肤柔弱。对不同年龄的小儿，手法用力应有所区别。尤其对新生儿，手法更要轻柔，甚至要使用抚触的手法。

另外，对于各种不同手法又有其自身要求。小儿推拿手法中主要有推、揉、捏、拿、摩、运、擦、掐、按等。如推法要轻快，频率为每分钟约300下，但要轻而不浮，快而着实；摩法则要均匀柔和，做到轻柔而不浮，重而不滞；掐法要既快又重；拿法要刚中有柔，刚柔并济。拿法和掐法刺激较强，次数不可太多，通常放在治疗最后操作。

小儿推拿手法的方向

扫二维码看视频

小儿推拿特定穴是小儿推拿学的特点之一，这些穴位以特定的操作方向决定补泻性质。根据穴位点、线、面状分布的规律，推拿手法分为直线和旋转方向两种。直线方向的操作主要用直推法，如分布在手掌的脾经、肝经、心经、肺经，其补泻方向均相同，即向指尖推为泻、向指根推为补，离心为泻、向心为补。要注意有些穴位不做泻法或很少用泻法，比如肾经，而心经以泻小肠代替。旋转方向的操作，多用于揉、运、摩等手法，多用在腹部，如摩腹、揉中脘、揉神阙等。

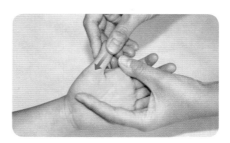

补脾经

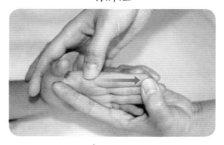

清大肠经

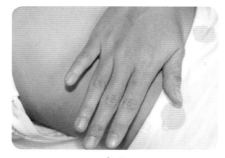

摩腹

小儿推拿手法的频率和次数

扫二维码看视频

　　小儿推拿手法在特定穴位上操作次数的多少或频率的快慢，是衡量运用手法补或泻的有效治疗量的标准之一。适当的推拿次数和频率，能使疾病很快痊愈；相反，次数少、时间短，达不到治疗量就达不到治疗作用；而疾病治疗中急于求成，次数过多、频率过快，不但起不到治疗作用，反而有害身体健康。

　　频率和次数要掌握大原则，对年龄大、体质强、病属实证的小儿，推拿可次数多、频率较快；年龄小、体质弱、病属虚证的小儿则相对次数少、频率较慢。目前临床上，年龄小的孩子，建议使用推、揉、摩、运等较柔和的推拿手法，主穴的次数在300次左右，配穴在100次左右；而掐、按、拿、搓、摇等手法，只需3~5次即可。总之，临床要通过辨证，灵活掌握推拿次数和频率才能提高疗效。因此建议家长在进行推拿前，先请专业医生评估孩子疾病情况，或根据体质强弱来决定推拿手法、频率、次数。

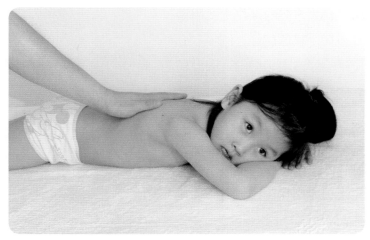

小儿推拿的频率和次数根据小儿的年龄、体质有所不同

小儿推拿的操作顺序

一般来说，先推刺激较轻、不易引起孩子哭闹的穴位，先推主穴后推配穴，最后推刺激性较强、易引起孩子哭闹的穴位。总体来说，轻快柔和的手法放在前面，如摩法、推法，而刺激较重的放在后面，如拿法、掐法等。先头面，次上肢，再胸腹、腰背，最后是下肢。上肢部穴位不分男女，习惯推拿左手，可促进血液循环，也可推拿右手，而其他部位的双侧穴位两侧均可进行推拿按摩。

专家提示

小儿的病理特点为发病容易、传变迅速，治疗不当或不及时会影响疾病的愈后转归，故在一些疾病过程中推拿需配合内治法协同治疗。此外，在小儿推拿治疗的过程中家长要注意手法的力度、方向等，如果应用不当，也会出现一些意外和危险，因此家长应熟练掌握小儿推拿手法及相关中医理论基础后再进行推拿，才能保证小儿推拿的安全性和有效性。

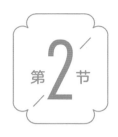

第2节 五指对应五脏：
孩子的双手藏有上天赐予的天然大药库

"小儿百脉，汇于手掌。"孩子的双手自带天然大药库，这是孩子与生俱来的巨大财富。孩子的五指分别对应着脾、肝、心、肺、肾，在手掌、手心、手腕处还分布着祛病强身的特效穴，平时给孩子推推五指，能够起到保健养生作用。

脾经：对应拇指

○ **位置**：拇指指腹，或拇指桡侧缘由指尖到指根成一直线。

○ **操作**：一手持小儿手以固定，另一手以拇指指腹旋推小儿拇指指腹，称补脾经；一手持小儿手以固定，另一手以拇指端自小儿拇指桡侧缘由指根向指尖方向直推，称清脾经；往返推为平补平泻，称清补脾经。补脾经、清脾经、清补脾经统称为推脾经。

○ **次数**：100~500次。

○ **功效**：补脾经能健脾胃，补气血；清脾经能清热利湿，化痰止呕；清

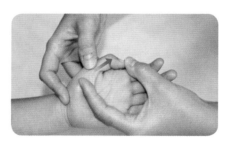

清脾经

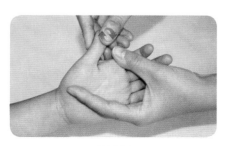

补脾经

补脾经能和胃消食，增进食欲。

主治：体虚、厌食、腹泻、便秘、疳积、呕吐、痰喘、斑疹透出不畅等。

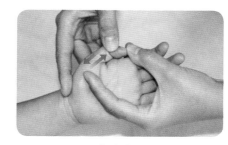

清补脾经

胃经：对应拇指

位置：拇指掌面近掌端第一节，或大鱼际桡侧缘赤白肉际由掌根至拇指根成一直线。

操作：一手持小儿手以固定，另一手以拇指指腹旋推小儿拇指掌面近掌端第一节，称补胃经；一手持小儿手以固定，另一手以拇指端自小儿大鱼际桡侧缘从掌根向拇指根方向直推，称清胃经。补胃经和清胃经统称为推胃经。

次数：100~500次。

功效：补胃经能健脾胃，助运化；清胃经能清中焦湿热，和胃降逆，泻胃火，除烦止呕。

主治：腹胀、厌食、便秘、呃逆、烦渴喜饮、呕吐等。

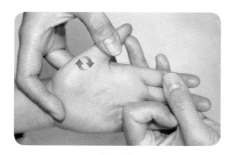

补胃经

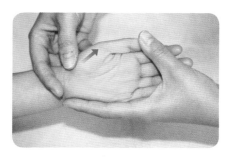

清胃经

肝经：对应食指

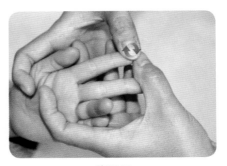

补肝经

- 位置：食指指腹，或食指掌面由指尖至指根成一直线。
- 操作：一手持小儿食指以固定，另一手以拇指指腹旋推小儿食指指腹，称补肝经；一手持小儿食指以固定，另一手以拇指端沿小儿整个食指掌面自指根推向指尖，称清肝经。补肝经、清肝经统称为推肝经。

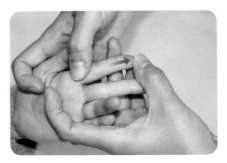

清肝经

- 次数：100~500次。
- 功效：清肝经能平肝泻火，熄风镇惊，解郁除烦；补肝经能养血柔肝。
- 主治：惊风、烦躁不安、五心烦热、目赤、口苦咽干、头晕耳鸣等。

心经：对应中指

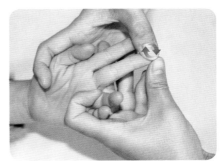

补心经

- 位置：中指指腹，或中指掌面由指尖至指根成一直线。
- 操作：一手持小儿中指以固定，另一手以拇指指腹旋推小儿中指指腹，称补心经；一手持小儿中指以固定，另一手以拇指端沿小儿整个中指掌面自指根推向指尖，称清心经。
- 次数：100~500次。

徐荣谦小儿推拿护理大全

○ **功效**：清心经能清热泻心火，补心经能养心安神。

○ **主治**：高热神昏、五心烦热、惊惕不安、口舌生疮、小便短赤、夜啼、心血不足等。

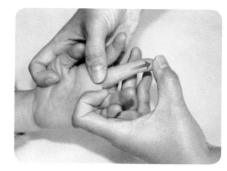

清心经

肺经：对应无名指

○ **位置**：无名指指腹，或无名指掌面由指尖至指根成一直线。

○ **操作**：一手持小儿无名指以固定，另一手以拇指指腹旋推小儿无名指指腹，或沿整个无名指掌面自指尖推向指根，称补肺经；一手持小儿无名指以固定，另一手以拇指指端沿整个无名指掌面自指根推向指尖，称清肺经。补肺经、清肺经统称为推肺经。

○ **次数**：100~500次。

○ **功效**：清肺经能宣肺清热，疏风解表，化痰止咳；补肺经能补益肺气。

○ **主治**：感冒、发热、咳喘、自汗等。

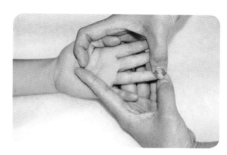

补肺经

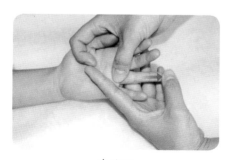

清肺经

肾经：对应小指

- **位置**：小指指腹，或小指掌面稍偏尺侧由指尖至指根成一直线。
- **操作**：一手持小儿手以固定，另一手以拇指指腹旋推小儿小指指腹，称补肾经；一手持小儿手以固定，另一手以拇指端自小指指尖向指根方向直推，称清肾经。补肾经、清肾经统称为推肾经。
- **次数**：100~500次。
- **功效**：补肾经能补肾益脑，温养下元；清肾经能清利下焦湿热（但清肾经很少用）。
- **主治**：遗尿、脱肛、久泻、先天不足、久病体虚、小便赤涩、喘息等。

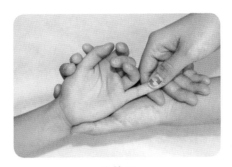

补肾经

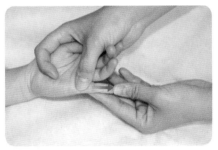

清肾经

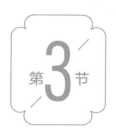

第 3 节　小儿推拿 10 大手法，一学就会

小儿推拿的手法有十几种，这里介绍几种较常用的手法，以便读者掌握和应用。

推法　用拇指或食、中二指指腹在穴位上做单方向的直线推动或环形推动，称为推法。推法分为直推法、旋推法、分推法、合推法四种，其中以直推法应用最多。

（1）直推法

用拇指桡侧或指腹，或食、中二指指腹在穴位上做单方向直线推动，每分钟推150~250下。

（2）旋推法

用拇指指腹在穴位上做旋转方向推动，速度较运法快，用力较揉法轻，每分钟推150~250下。

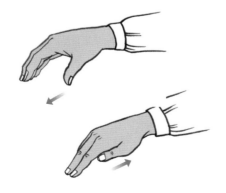

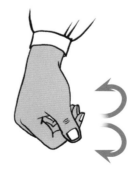

（3）分推法

用两手拇指桡侧，或食、中二指指腹自穴位向两旁做一字形或八字形推动，每分钟分推20~50下。

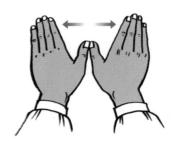

（4）合推法

又称合法，是分推法的反向操作。用拇指指腹自两旁向中点推动合拢，推20~50下。

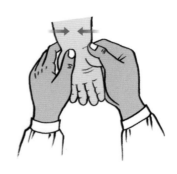

作用

推法是小儿推拿常用手法之一。直推法常用于头面、上肢、胸腹、腰背和下肢部的线状穴位。旋推法主要用于手指指面的五经穴，如旋推脾经、肺经等，旋推为补。分推法适用于头面、胸腹、腕掌和肩胛部，能分利气血。合推法仅用于手腕大横纹，合手阴阳能行痰散结。

专家提示

一般情况下，离心的方向为清（也就是向指尖的方向推为清），向心的方向为补，来回往复推为清补。但也有例外，如我们常用的清天河水，其方向就是相反的，向心推就属于清法，即从腕横纹推向肘横纹为清。

按法

用手指或掌按压体表，逐渐向下用力，按而留之，称为按法。根据着力部位，分为指按法和掌按法。

（1）指按法

分为拇指按法和中指按法。

①拇指按法：术者拇指伸直，手握空拳，食指中节桡侧轻贴拇指指间关节掌侧，起支撑作用，以协同助力。用拇指指腹或指端着力，吸定在治疗穴位上，垂直用力，向下按压，持续一段时间，按而留之，然后放松，再逐渐用力向下按压，如此一按一压反复操作。

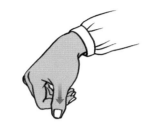

②中指按法：中指伸直，掌指关节略屈，稍悬腕，用中指指端或指腹着力，吸定在穴位上，垂直用力，向下按压。

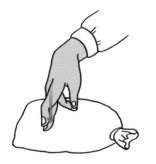

（2）掌按法

腕关节背伸，五指放松伸直，用掌心或掌根着力，按压在治疗部位上，垂直用力，逐渐向下按压，并持续一定的时间，按而留之。

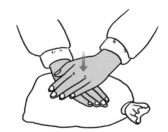

作用

按法刺激性强，指按法多用于点状穴位，具有止痛、开窍、止痉等作用的穴位，如按牙关、按百虫等；掌按法多用于面状穴位。按法常与揉法配合应用，形成复合手法，以缓解刺激，提高疗效。

摩法

用手指或手掌在体表做顺时针或逆时针方向环形按摩，称为摩法。根据操作手法的不同，分为指摩法和掌摩法。

（1）指摩法

术者手掌自然伸直，食指、中指、无名指和小指并拢，用食指、中指、无名指和小指指面附着于一定部位或穴位上，前臂主动运动，带动腕关节做顺时针或逆时针方向的环形摩动。

（2）掌摩法

术者手掌自然伸直，用掌面着力，附着于一定部位或穴位上，前臂主动运动，带动腕关节做顺时针或逆时针方向的环形摩动。

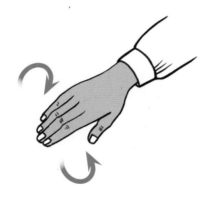
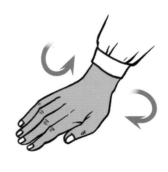

作用

摩法是小儿推拿常用手法之一。主要用于胸、腹、胁肋部的面状穴，以腹部应用为多，具有和中理气、消食导滞、调理脾胃、调节肠道功能的作用。多用于治疗消化不良、便秘、腹泻、疳积等疾病。

拿法 用拇指和食指、中指，或用拇指与其余四指相对用力，提拿一定的穴位和部位，进行一紧一松地拿捏，称为拿法。

术者用单手或双手的拇指和其余四指的指面相对用力，捏住施术部位，逐步收紧提起，进行一紧一松、连续不断地提捏并施以揉动拿捏。

作用 拿法是刺激性较强的手法，常用于颈项、背部和四肢穴位，具有疏通经络、解表发汗、止惊定搐、止痛的作用。

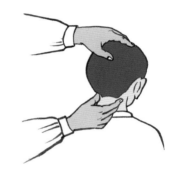

捏法 用拇指桡侧缘顶住皮肤，食指、中指前按，拇指、食指、中指三指指端捏住皮肤并同时用力提拿，自下而上，双手交替捻动向前；或食指屈曲，用食指中节桡侧顶住皮肤，拇指前按，两指同时用力提拿皮肤，自下而上，双手交替捻动向前，为捏法。捏法分拇指后位捏法和拇指前位捏法两种。

（1）拇指后位捏法

患儿俯卧，露出背部，家长双手呈半握拳状，拳心向下，拳眼相对，用拇指桡侧缘吸定并顶住小儿皮肤，食、中二指前按，拇指、食指、中指三指同时用力提拿，自下而上，双手交替捻动由龟尾穴至大椎穴处。

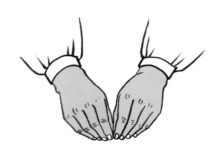

（2）拇指前位捏法

患儿俯卧，露出背部，家长双手握空拳状，拳心相对，拳眼向前，两手拇指伸直前按，食指屈曲，用食指中节桡侧顶住小儿皮肤，拇指、食指同时用力提捻皮肤，自下而上，双手交替捻动由龟尾穴至大椎穴处。

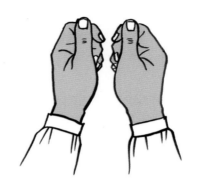

作用

捏法也是小儿常用手法之一。多用于脊背部，称为捏脊，具有调和阴阳、健脾和胃、增强各脏腑功能、提高人体免疫力的作用。捏脊不仅是治疗疳积、消化不良、腹泻、佝偻病等的有效手法，也是小儿保健推拿手法之一。经常给孩子捏脊，能增进食欲，改善睡眠，强壮身体。

捏挤法

用两手拇指、食指捏住选定部位的皮肤，两手相对用力挤捏，称为捏挤法。

小儿平卧或坐位，术者用两手拇指、食指捏住选定部位的皮肤，相对用力向中央捏挤，使局部皮肤变成紫红色或紫黑色。捏起皮肤时动作要轻，相对用力挤捏时速度要快。

作用

捏挤法是重刺激手法，多用于颈项部和胸骨切迹上缘等部位，具有散郁热的作用，可治疗中暑、痧证、痰食郁结等。一般放在最后操作。

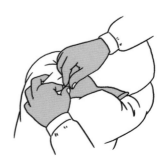

揉法 用手掌大鱼际或掌根、掌心、手指指腹着力，吸定于一定部位或穴位上，做顺时针或逆时针方向轻柔和缓的回旋揉动，称为揉法。

根据术者着力部位，分指揉法和掌揉法。指揉法中仅用拇指或中指揉称单指揉；用食指、中指分揉两穴或同揉一处，称二指揉；用食指、中指、无名指三指分揉三穴或同揉一处，称三指揉。掌揉法中用大鱼际揉称鱼际揉，用掌根、掌心揉称掌揉。

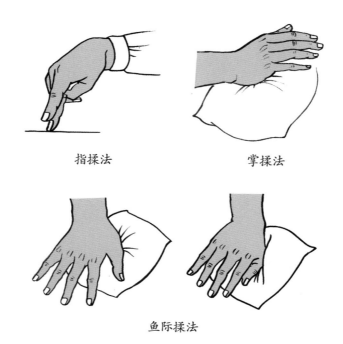

指揉法　　　　　　掌揉法

鱼际揉法

作用 　揉法刺激量小，作用温和，适用于全身各部位。揉法常与按法、掐法等配合使用，如掐揉二扇门、掐揉小天心等。揉法还常在掐法后使用，即掐后继揉，如掐揉四横纹、掐揉五指节，缓解强刺激手法的不适感。揉法多用于点状穴位，左揉主升，右揉主降，其作用多偏于补，也有清补的作用。

掐法 | 用拇指指甲重刺穴位称掐法。

术者拇指伸直，手握空拳，用拇指指甲着力，吸定在治疗部位，逐渐用力掐之。

作用

掐法是强刺激手法之一，适用于头面、手足部穴位，具有定惊醒神、通关开窍的作用。此法常用于急症，以指代针，如急惊风，掐人中、掐十宣、掐老龙，可醒神开窍；小儿惊惕不安，掐五指节、掐小天心，以镇惊安神等。

专家提示

掐法可持续用力，也可间歇用力。有镇惊、醒神、开窍的功效。但是要注意，不要长久用力，以免掐破皮肤。掐法每次掐3~5次即可。

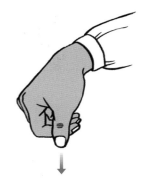

捣法 | 用中指端或食指、中指屈曲的指间击打体表一定部位，称为捣法。

术者以一手握住小儿手指，使掌心向上，术者另一手的手腕自然下垂，前臂主动运动，通过腕关节的屈伸运动，带动中指端或食指、中指屈曲的指间关节，有节奏地叩击穴位。

作用

　　捣法相当于指击法，但力量较轻，适用于小天心和承浆穴，如捣小天心，具有安神定志作用，可治疗小儿惊啼。

专家提示

　　捣法的作用在于升降与矫正。孩子患急喘、实火、惊悸可以用捣法，直上直下捣，有镇惊的功效。

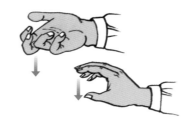

运法

　　用拇指或食、中二指指腹在相应穴位上由此往彼，做弧形或环形推动，称运法。

　　术者一手握住小儿手指，使孩子掌心向上，用另一手的拇指或食、中二指指腹在相应穴位上由此往彼，做弧形或环形推动。

作用

　　运法是小儿推拿手法中刺激最轻的一种，较旋推法幅度大、面积大，具有理气和血、舒筋活络的作用。运法多用于手掌特定穴，如运水入土、运土入水、运内八卦等。

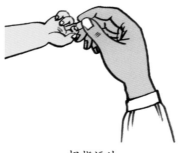

拇指运法

专家提示

　　运法中的环形推动用于八卦穴，能开气血，化解痰火郁结；半环形运法如运水入土、运土入水，能调整水火或土的偏胜偏衰。总体来说运法具有化郁和调节气血阴阳的功用。

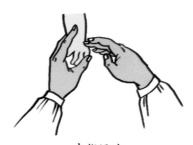

中指运法

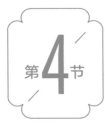

第 **4** 节 掌握 20 个特效穴，手到病除

天门——让元气自由出入

○ **位置**：两眉中间至前发际成一直线。

○ **推拿手法**：以两拇指自下而上（自眉心至前发际）交替直推30~50次，称开天门。

○ **功效主治**：疏风解表，醒脑止痛，镇惊安神。多与推坎宫、推太阳合用。常用于小儿外感、头痛、精神不振、惊悸不安等病症。

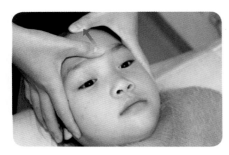

开天门

专家提示

　　"开"字有开启或打开的意思。在中医传统里，天门，是神出入的门户，打开天门，就可以让自己的元神自由出入，也可把天地之元气源源不断地收入，以滋补元神。

　　天门穴有安神镇惊的作用，当父母给孩子推这个穴位时，孩子会感觉特别舒服，推不了一会儿，孩子就会安静下来，甚至睡着了。这个穴位还可以配合其他穴位治疗孩子的外感发热、头痛、精神萎靡等症。

坎宫——守护孩子眼睛的卫士

○ 位置：自眉心起至眉梢成一横线。

○ 推拿手法：以两拇指自眉心向两侧眉
梢做分推，推30~50次，称推坎宫。

○ 功效主治：疏风解表，醒脑明目，
止头痛。常用于外感发热、惊风、
头痛、目赤痛。多与推攒竹、揉太
阳、揉耳后高骨合用，疗效更佳。

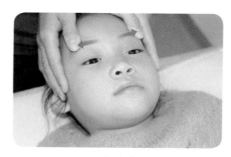

推坎宫

专家提示

经常给孩子推坎宫，能预防感冒、缓解眼部疲劳，还能预防近
视。特别是孩子上学后，压力大，学习任务重，每天晚上睡前给孩子
推一推坎宫，推的速度要慢，用力要轻，能够帮助孩子释放压力。冬
春季节，空气干燥，孩子可能会出现眼睛发红的症状，这个时候给孩
子推一推坎宫，能够缓解症状。

太阳——清热明目止头痛

○ 位置：眉后凹陷处。

○ 推拿手法：以两拇指自前向后直推
30~50次，称推太阳；或用拇指或中
指揉之，揉30~50次，称揉太阳或运
太阳（向眼方向揉为补，向耳方向揉
为泻）。

○ 功效主治：疏风解表，清热，明目，
止头痛。主要用于治疗外感发热。

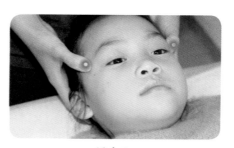

揉太阳

由于孩子脏腑娇嫩，肌肤柔嫩，所以一不小心就会感冒。感冒虽然不是什么大毛病，但如果治疗不及时，也会酿成大病。孩子一旦感冒，父母就可以给他做做运太阳的按摩，会对病情有所缓解。建议父母在孩子没有感冒时也经常给他做做运太阳的按摩，有很不错的预防感冒的作用。

耳后高骨——头痛的克星

○ **位置**：耳后入发际，乳突后缘高骨下凹陷中。

○ **推拿手法**：用拇指端或中指端揉30~50次，称揉耳后高骨；或用两拇指推运，运30~50次，称推耳后高骨。

○ **功效主治**：疏风解表，安神除烦。多用于感冒头疼、惊风、烦躁不安。

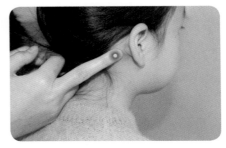

揉耳后高骨

揉耳后高骨是治疗小儿感冒发热的主要手法之一。对于经常感冒的孩子，家长只要记住几个重要穴位和手法，如开天门、推坎宫、揉太阳、推耳后高骨，当孩子出现鼻塞、流清鼻涕、畏寒、发热等感冒初期症状时，给孩子推一推这几个穴位，孩子的症状就会马上得到缓解。

天柱骨——孩子呕吐不用慌

○ **位置**：颈后发际正中至大椎穴成一直线。

○ **推拿手法**：用拇指或食、中二指指腹自上向下直推100~300次，称推天柱骨；或用汤匙边蘸水边自上向下刮，称刮天柱骨。

○ **功效主治**：祛风散寒，降逆止呕。用于治疗呕吐、恶心、外感发热及颈项强痛等。

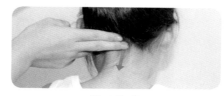

推天柱骨

专家提示

　　孩子的胃很浅，很容易发生呕吐（包括吐奶），给孩子推推天柱骨就会有所缓解。但有的父母总觉得拿不准力度，推天柱骨应在手腕放松的状态下，从轻到重慢慢加力，按揉至孩子皮肤微微发红即可。另外，如果孩子因爱吃油炸食物或因喝水少而嗓子疼，只要经常给孩子推天柱骨并让其多喝水，就能缓解。夏季孩子暑热发痧时，可用刮痧板或汤匙蘸薄荷汁、凉水或麻油（即香油）自上向下刮天柱骨，刮至局部皮下有轻度瘀血即可。

脐（神阙）——固本消积，增强体质

○ **位置**：肚脐。

○ **推拿手法**：用中指端或掌根揉100~300次，称揉脐；用指摩或掌摩，称摩脐；用拇指和食、中二指抓住肚脐抖揉100~300次，亦称揉脐。

○ **功效主治**：温阳散寒，补益气血，健脾和胃，消食导滞。治疗孩子腹胀腹痛、积食、肠鸣、腹泻等。

临床上揉脐、摩腹、推上七节骨、揉龟尾常配合运用，治疗腹泻效果较好。平补平泻则多用于先天不足、后天失调所致的乳食停滞、伤乳食泻等。先天不足的孩子，经常给他揉一揉肚脐乃至整个腹部，能强壮身体，还能使孩子更聪明。

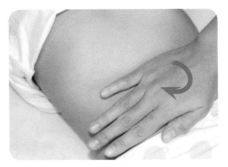

揉脐

腹——健脾和胃，理气消食

○ **位置**：腹部。

○ **推拿手法**：以掌面或四指摩腹5分钟，称摩腹，逆时针摩为补，顺时针摩为泻，往返摩之为平补平泻；或沿肋弓角边缘或自中脘至脐向两旁分推100~200次，称分推腹阴阳或分腹阴阳。

○ **功效主治**：摩腹可消食、理气、降气；分推腹阴阳可健脾和胃、理气消食。

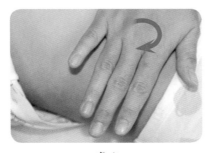

摩腹

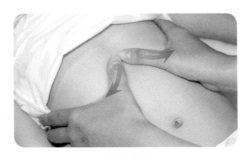

分腹阴阳

如果家长平时没时间给孩子做保健推拿，这里教你一个最简便的手法，就是摩腹。每天孩子睡觉前，用手掌贴在孩子肚子上，从孩子右下腹开始，向上，再向下至左下腹部，如此画圈按摩。这样做其实是顺着肠道的走向按摩，从升结肠到横结肠，再到降结肠，有促进消化和排泄的作用。每次摩腹3分钟或感到孩子腹部微微发热即可。

板门——开胃通气吃饭香

○ **位置**：手掌面大鱼际部。

○ **推拿手法**：一手持小儿手部以固定，另一手拇指端揉穴处，揉50~100次，称揉板门；用推法自指根推向腕横纹100~300次，称板门推向横纹；反向推100~300次，称横纹推向板门。

○ **功效主治**：消食导滞，运达上下之气。多用于治疗小儿积食、腹胀、呕吐、腹泻等。

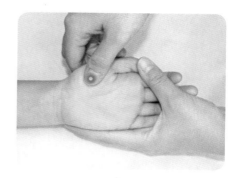

揉板门

专家提示

　　板门被称为脾胃之门。孩子脾常不足，积食是常有的事，家长可以经常给孩子揉一揉板门，对脾胃的保健效果非常好，而且没有副作用。症状轻的，揉一次就见效，平时经常给孩子揉一揉板门，也能预防孩子腹胀、积食。

大肠经——腹泻便秘都能治

○ **位置**：食指桡侧缘，自食指尖至虎口成一直线。

○ **推拿手法**：一手持小儿手以固定，另一手以拇指指腹由小儿食指尖直推向虎口100~500次，称补大肠；一手持小儿手以固定，另一手以拇指指腹由小儿虎口直推向食指尖100~500次，称清大肠。补大肠、清大肠统称为推大肠。

功效主治：补大肠能涩肠固脱、温中止泻；清大肠能清利肠腑、除湿热、导积滞。补大肠多用于虚寒腹泻、脱肛等病症；清大肠多用于治疗便秘。

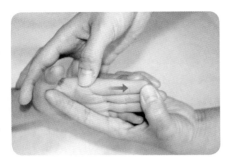

清大肠

专家提示

推大肠经，家长一定要分清补泻的方向。从食指尖向虎口推为补，从虎口向指尖方向推为清，也就是泻。如果孩子腹泻，就给他补大肠；如果孩子便秘，就给他清大肠。一定不要推反了。

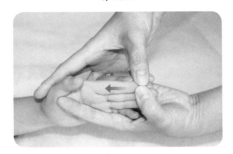

补大肠

二扇门——快速清火退热

位置：掌背中指根本节两侧凹陷处，即食指与中指、中指与无名指指根交接处。

推拿手法：一手持小儿手部，另一手食、中二指揉穴处，揉100~300次，称揉二扇门；两手食、中二指固定小儿腕部，令手掌向下，无名指托其手掌，然后用两拇指指甲掐之，掐3~5次，称掐二扇门。

功效主治：发汗透表，退热平喘。主治外感风寒病症。

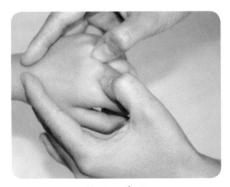

掐揉二扇门

　　揉二扇门，要稍用力，速度快一些。如果孩子高烧不出汗，就给他掐二扇门，操作1~2分钟，马上汗出，如果操作时间稍长（3~4分钟），则可致大汗淋漓。因此，体质虚弱的孩子使用此穴，1~2分钟，汗出即可。

四横纹——轻松改善孩子积食

○ **位置**：掌面食指、中指、无名指、小指第一指骨间关节横纹处。

○ **推拿手法**：一手持小儿四指以固定，另一手拇指指甲自食指横纹至小指横纹依次掐3~5次，称掐四横纹；或将患儿四指并拢，用另一手拇指指腹自小儿食指横纹处推向小指横纹处，推100~300次，称推四横纹。

○ **功效主治**：退热除烦，散瘀结，消胀满，和气血。

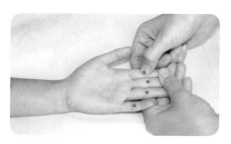

掐四横纹

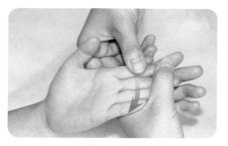

推四横纹

　　掐四横纹是治疗小儿疳积的要穴，常与补脾经、揉中脘、按揉足三里、捏脊等合用，疗效非常好。也可将毫针或三棱针消毒后点刺。

小天心——清心安神要穴

○ 位置：大小鱼际交接处凹陷中。

○ 推拿手法：术者一手持小儿四指以
固定，使其掌心向上，另一手拇指
端或中指端揉100~150次，称揉小
天心；以拇指指甲掐3~5次，称掐小
天心；用中指尖或屈曲的指间关节
捣10~30次，称捣小天心。

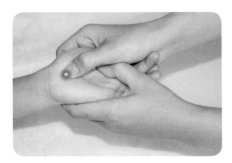

揉小天心

○ 功效主治：清热明目，镇惊安神，
清心利尿。主治夜啼、惊风、抽
搐、口舌生疮、小便赤涩等症。

专家
提示

　　本穴与内劳宫同属心包络，均能清心经之热、镇惊安神，但内劳
宫清热力强，小天心偏于安神，且能利尿、透疹。

内劳宫——清热除烦退心火

○ 位置：掌心中，屈指时中指端与无名指端之间中点处。

○ 推拿手法：术者一手持小儿手部以固定，另一手以拇指端或中指端揉
100~300次，称揉内劳宫；用拇指指腹自小指根推运，经掌小横纹、小天
心至内劳宫止，运10~30次，称运内劳宫（水底捞明月）。

○ 功效主治：揉内劳宫能清热除烦，运内劳宫能清虚热。主治口舌生疮、发
热、烦渴等症。

专家
提示

揉内劳宫用于清心经之火，如果孩子上火，口舌生疮、嘴唇发红、发热，就给他揉一揉内劳宫，再喝一些温水，用不了多长时间，孩子的症状就会改善，非常神奇。

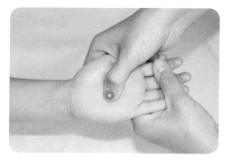

揉内劳宫

外劳宫——驱体寒，防感冒

- **位置**：掌背中，与内劳宫相对处。
- **推拿手法**：有揉外劳宫与掐外劳宫之分。揉外劳宫：一手持患儿四指令其手背朝上，另一手拇指端或中指端揉穴处，揉100~300次，称揉外劳宫；以拇指指甲掐之，掐3~5次，称掐外劳宫。
- **功效主治**：揉外劳宫具有温阳散寒、升阳举陷作用，还能发汗解表。

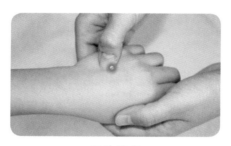

揉外劳宫

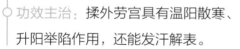

专家
提示

本法性温，用于一切寒证。配开天门、推坎宫、揉太阳、揉耳后高骨，能治疗外感风寒、鼻塞流涕；配推三关、补脾经等，能治腑脏积寒、完谷不化。此外，如果孩子落枕了，揉一揉外劳宫，也能收到不错的疗效，这是因为外劳宫具有温里散寒的作用，而落枕多是颈部受寒所致。揉一揉外劳宫，虽然手背有点儿痛，可是揉着揉着，脖子不疼了，慢慢就能活动了，这就是外劳宫的神奇之处。

二马——滋阴补肾

○ 位置：手背无名指及小指掌指关节后凹陷中。

○ 推拿手法：一手握持小儿手部，使其手心向下，以另一手拇指指甲掐穴处，掐3~5次，称为掐二马。以拇指端揉穴处100~300次，称揉二马。

○ 功效主治：引火归元，顺气散结。是补肾滋阴的重要推拿手法。主治潮热烦躁、牙痛、小便赤涩淋沥等症。

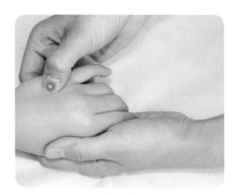

揉二马

> 专家提示
>
> 二马是大补肾气之穴，一切肾虚症候都可以用此穴补肾治疗。孩子牙痛，如果排除龋齿等因素，而是虚火上炎（就是我们平时经常说的"上火"），就给他揉一揉此穴，能够迅速缓解症状。

三关——主治一切虚寒病症

○ 位置：前臂桡侧缘，自阳池至曲池成一条直线。

○ 推拿手法：一手握小儿手部，另一手拇指桡侧缘或食、中二指指面自腕横纹推向肘横纹，推100~500次，称推三关。

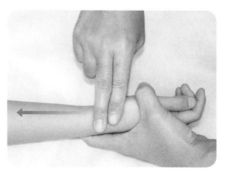

推三关

○功效主治：补气行气，温阳散寒，发汗解表。本法性温热，主治一切虚寒病症，对非虚寒病症慎用。能够治疗四肢厥冷、面色无华、食欲不振、疳积、腹泻等症。

专家
提示

　　本穴温补散寒的效果非常好，相当于孩子自带的治疗风寒感冒的良药。冬春季节，孩子特别容易感冒，经常给孩子推三关，能帮助孩子祛除体内的寒气，抵御外界寒邪入侵。如果孩子有晨起咳嗽、流清涕的症状，一般是夜里受了寒，这时给孩子推推三关，能够驱寒，以免病情加重。

六腑——迅速击退高热和惊风

○位置：前臂尺侧，自阴池至肘成一条直线。
○推拿手法：一手握小儿手腕以固定，另一手拇指或食、中二指指面自肘横纹推向腕横纹，推100~500次，称推六腑或退六腑。
○功效主治：清热，解毒，凉血。主要用于高热、惊风、口疮、面肿、咽痛、便秘等一切实热病症。

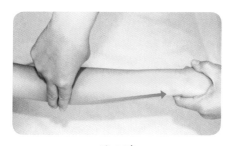

退六腑

专家
提示

　　退六腑与推三关，是大凉大热之法，可单用也可合用。畏寒怕冷，可单用推三关；高热烦渴、发斑可单用推六腑。合用能平衡阴阳，防止大凉大热损伤孩子体内正气。

天河水——清热解表，泻火除烦

○ **位置**：前臂正中，自总筋至洪池（曲泽）成一条直线。

○ **推拿手法**：一手握小儿手部，另一手食、中二指指面自腕横纹推向肘横纹，推100~500次，称清（推）天河水。

○ **功效主治**：清热解表，泻火除烦。主要用于治疗热证，如发热、惊风等。

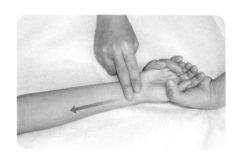

清天河水

专家提示

清天河水性微凉，清热较平和，治疗热性病症，清热而不伤阴。与清心经、清肝经、揉二马、揉小天心合用，能治疗五心烦热、口燥咽干、唇舌生疮。与推攒竹、推坎宫、揉太阳等合用，可治疗感冒发热、头痛、咽痛等外感风热。

足三里——健脾和胃保健要穴

○ **位置**：在外膝眼下3寸，距胫骨前嵴约一横指处。

○ **推拿手法**：用拇指端或指腹着力，稍用力按揉20~100次，称按揉足三里。

○ **功效主治**：健脾和胃，调中理气，通络导滞。主治呕吐、腹泻等消化系统疾病。

足三里是非常著名的强壮穴，无论对大人还是孩子，都有很好的补益强壮作用。《小儿推拿广意》云："三里属胃，久揉之止肚痛，大人胃气痛者通用。"如果孩子出现腹痛、腹胀、不想吃饭等症状，揉揉足三里就能改善。

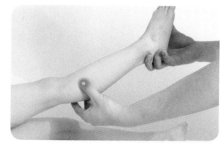

按揉足三里

涌泉——滋阴强肾助长高

○ **位置**：在足掌心前1/3与后2/3交界处的凹陷中。

○ **推拿手法**：用拇指指腹着力，向足趾方向直推100~300次，称推涌泉；用拇指指腹着力，稍用力在涌泉穴上揉30~50次，称揉涌泉。

○ **功效主治**：滋阴退热，引火归元。主治五心烦热、烦躁不安、夜啼等症。

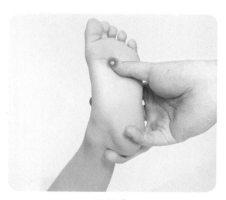

揉涌泉

很多家长担心孩子长不高，其实孩子体内自带长高的良药。《黄帝内经》中说："肾出于涌泉，涌泉者足心也。"意思是说：肾经之气犹如源泉之水，来源于足下，涌出灌溉周身四肢各处。所以，涌泉穴在养生、防病、治病、保健等各个方面都有着极其重要的作用。经常给孩子揉一揉涌泉穴，能够强壮体质、促进孩子长个儿。

特别介绍：捏脊

小儿捏脊疗法是一项独具中医特色的推拿手法，现代医学认为，它是通过手法揉捏对婴幼儿的神经产生刺激，借助人体复杂的神经、体液调节，逐步提升机体的免疫功能；同时，它还能对人体的内脏活动进行双向调节，特别是在婴幼儿健运脾胃方面具有显著功效。

捏脊

用食指中节桡侧缘顶住小儿脊柱部皮肤，两手拇指伸直前按，拇、食二指同时用力提拿肌肤，从尾骨端开始沿脊柱自下而上直到第七颈椎棘突下的大椎穴两侧，双手交替捻动向前推行。

捏脊一般捏3~5遍，每捏三下将背部皮肤提一下，称为"捏三提一法"。

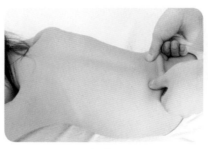

捏脊1

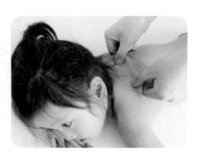

捏脊2

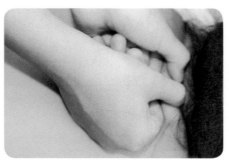

捏脊3

根据季节不同和小儿体质的差异，还可以加用不同腧穴，以疏通经络，振奋阳气，改善体质，提高机体抗病能力，从而达到防病治病的作用。如，在常规捏脊基础上，在四季分别辅助不同腧穴进行揉按：立春增加肝腧、胆腧；立夏增加心腧、小肠腧、脾腧、胃腧；立秋增加肺腧、大肠腧；立冬增加肾腧、膀胱腧等。这种手法对于预防小儿反复呼吸道感染具有显著疗效。

1. 春季捏脊在常规捏脊基础上，增加揉按肝腧、胆腧。
2. 夏季捏脊在常规捏脊基础上，增加揉按心腧、小肠腧、脾腧、胃腧。
3. 秋季捏脊在常规捏脊基础上，增加揉按肺腧、大肠腧。
4. 冬季捏脊在常规捏脊基础上，增加揉按肾腧、膀胱腧。

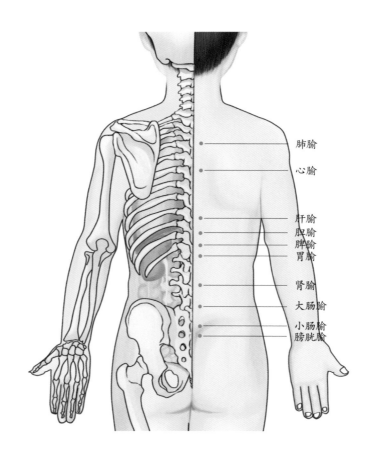

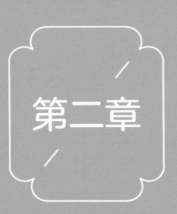

第二章

小儿突发病

——快速、准确、有效

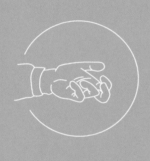

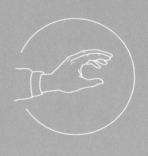

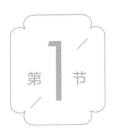

第1节 高热惊厥（急惊风）

　　小孩发热是常见病，而且病因很复杂，一种是由于小孩的体温调节功能尚未发育完善，易受外界炎热气候的影响而出现高热，另一种是因为感冒发热，主要症状是怕冷，发热无汗或少汗；还有一种是食积发热，表现为手足发烫、腹胀等。一般来说，39.1~40℃即为高热，40.5℃以上为超高热。高热的治疗原则为开窍止惊，清热熄风。

临床表现　不明原因的突然发热，患儿体温在39℃以上，头痛，无汗，咽喉、扁桃体发红、肿痛。严重者甚至出现脸色发青，牙关紧闭，四肢抽动的现象。

1. 掐揉二扇门

两手食、中二指固定小儿腕部，令手掌向下，无名指托其手掌，然后用两拇指指甲掐之，掐3~5次；手持小儿手部，另一手食、中二指揉穴处，揉100~300次。

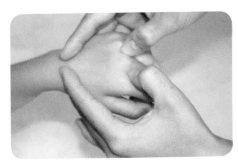

2. 捣小天心

大小鱼际交接处凹陷中，以中指端或
屈曲的指间关节捣10~30次。

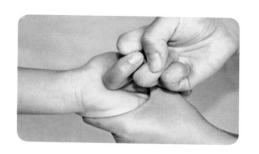

3. 退六腑

一手握小儿手腕以固定，另一手拇指
或食、中二指指面自肘横纹推向腕横
纹，推100~500次。

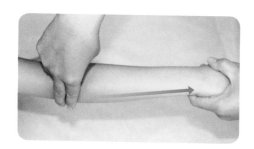

4. 清天河水

一手握小儿手部，另一手食、中二
指指面自腕横纹推向肘横纹，推
100~500次。

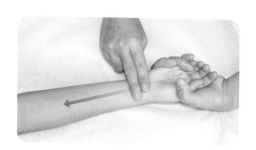

急救取穴

拿列缺：列缺在桡骨茎突上方，腕横纹上1.5寸。拇、食二指拿穴处至
小儿出汗即止。此为急救穴，适用于孩子高热出现痉挛、抽
动时。

掐人中：人中在人中沟正中上1/3与下2/3交界处，用拇指指甲掐，掐
3~5次，或醒后即止。掐人中能醒神开窍。

常用小儿中成药

○ **小儿牛黄清心散：** 小儿牛黄清心散的药物组成有天麻、胆南星、黄连、水牛角浓缩粉、僵蚕（麸炒）、体外培育牛黄、琥珀等。有清热化痰、镇惊止痉的作用。用于小儿内热、急惊痰喘、四肢抽搐、神志昏迷等症。

○ **紫雪（散）丹：** 紫雪（散）丹的药物组成有石膏、升麻、寒水石、丁香、滑石、水牛角、羚羊角、麝香、朱砂等。有清热解毒、开窍安神、镇惊、熄风的作用，用于热病惊风烦躁、谵语面赤、口渴唇焦等症。

○ **羚羊角粉：** 羚羊角粉的药物组成为羚羊角。有平肝熄风、清肝明目、清热解毒的功效。适用于各种高热，尤其适用于小儿高热痉挛等症。需要特别注意的是，羚羊粉及羚羊角制剂虽降温迅速，但属于治标之品，只可作为小儿高热急救时使用，以避免由于高热导致痉挛抽搐等后遗症，但不可长期使用。

专家提示

　　高热惊厥的复发率较高，约为33%，所以预防再次发作和减少发病很重要。预防高热惊厥可选用中成药口服，如羚羊角粉、小儿牛黄清心散、紫雪（散）丹、救急散等，均为退热定惊良药，不良反应小。但此类药物为苦寒泻下之品，适用于有高热、面红、口臭、大便秘结症状者。在应用时，应见效即止，不必服完，以免影响孩子食欲。

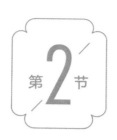

第2节 痢疾

痢疾是一种较为常见的小儿肠道传染病。临床以腹痛、发热、腹泻、里急后重、大便脓血为主要症状。系感受暑湿热邪或寒湿之邪所致，若感受时邪疫毒，则发病急剧，本病多见于夏秋季节。西医认为本病由痢疾杆菌引起，称为细菌性痢疾。小儿痢疾的治疗原则以清热化湿，理气通滞为主。

（一）湿热痢

临床表现 腹痛剧烈，便下脓血，里急后重，便时哭闹不安，肛门灼热，壮热烦渴，舌红唇干，甚则惊厥，小便短赤，苔黄腻，指纹深紫。

推拿治疗

1. 清胃经

一手持小儿手以固定，另一手以拇指端自小儿大鱼际桡侧缘从掌根向拇指根方向直推100~500次。

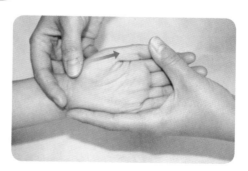

2. 清大肠经

一手持小儿手以固定，另一手以拇指指腹由小儿虎口直推向食指尖，推100~500次。

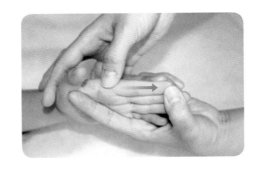

3. 清小肠经

小指尺侧缘，自指尖到指根成一直线。一手持小儿小指以固定，另一手用拇指指腹自小儿指根推向指尖，推100~500次。

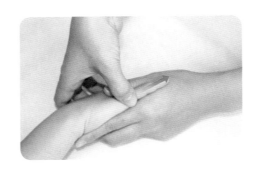

4. 退六腑

一手握小儿手腕以固定，另一手拇指或食、中二指指面自肘横纹推向腕横纹，推100~500次。

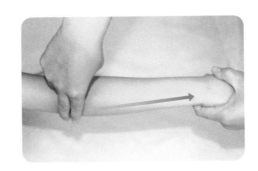

5. 运内八卦

在手掌面，以掌心为圆心，从圆心至中指根横纹约2/3处为半径，画一圆圈，此圆即为八卦穴。用拇指指腹着力在此圆圈做顺时针运法，运100~500次。

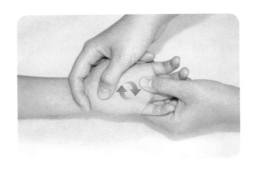

6. 分腹阴阳

以双手拇指端沿肋弓角边缘或自中脘
至脐向两旁分推100~200次。

7. 揉天枢

脐旁2寸，左右各一穴。小儿取仰卧
位，术者用食、中二指指腹按揉左右
二穴各50~100次。

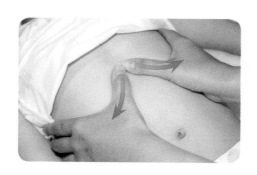

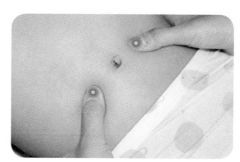

（二）寒湿痢

临床表现 腹痛隐隐，便下白色黏冻、白多红少，食少神疲，畏寒腹胀，苔白腻，指纹色红。治疗原则为温中祛寒，健脾化湿。

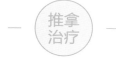

1. 补脾经

一手持小儿手以固定，另一手以
拇指指腹旋推小儿拇指指腹，推
100~500次。

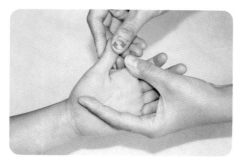

2. 补大肠经

一手持小儿手以固定，另一手以拇指指腹由小儿食指尖推向虎口，推100~500次。

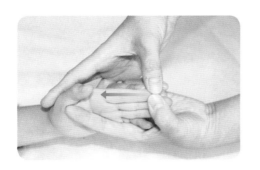

3. 揉外劳宫

外劳宫在掌背中，与内劳宫相对处。一手持小儿四指使其掌背向上，另一手拇指端或中指端揉穴处，揉100~300次。

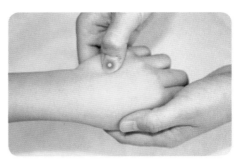

4. 推三关

一手握小儿手部，另一手拇指桡侧缘或食、中二指指面自腕横纹推向肘横纹，推100~500次。

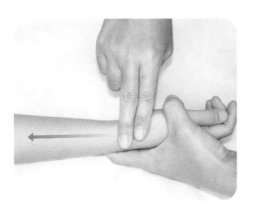

5. 摩腹

用掌面或四指摩腹5分钟。

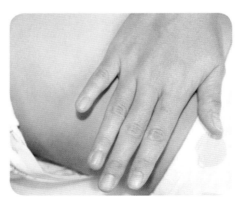

艾灸法：艾灸神阙穴可以治疗痢疾。家里可以准备一些艾绒和便携式
艾灸工具，孩子出现腹痛、腹泻、痢疾等病症时，每天给孩
子艾灸神阙穴，灸10~15分钟，隔天1次，疗程7~10次。有
清热除湿、理气导滞、固本补虚、平衡阴阳的作用。

1. 爆发性中毒型菌痢可危及生命，应中西医结合抢救，以提高
疗效。

2. 对迁延不愈，时发时止，食欲不振，人体消瘦，粪便带有大
量黏液者，可配合药物治疗，以获得更好的效果。

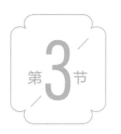

第3节　中暑

　　中暑是由于夏季长时间在烈日下暴晒或在高温下学习、游戏，一时暑热内闭而得的一种暑病。以突然头昏身热、口渴多汗、闷热、手足微凉，甚至突然晕倒、神昏抽搐为主要特征。夏季是中暑的高发季节。中暑的治疗原则以清热为主。

临床表现　大量出汗，口渴，全身无力，头晕、头痛，恶心呕吐，体温上升至38.5℃以上。重度中暑除以上表现外，还有汗闭高热，体温可在40℃以上，患儿可有昏倒或发生痉挛，或皮肤干燥无汗等症状。

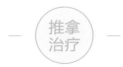

推拿治疗

1. 清肺经

一手持小儿无名指以固定，另一手以拇指端沿整个无名指掌面自指根推向指尖，推100~500次。

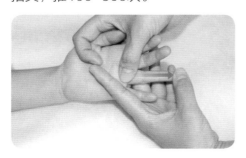

2. 清肝经

一手持小儿食指以固定，另一手以拇指端沿整个食指掌面自指根推向指尖，推100~500次。

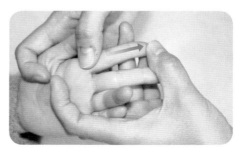

3. 掐揉二扇门

两手食、中二指固定小儿腕部，令手掌向下，无名指托其手掌，然后用两拇指指甲掐之，掐3~5次；手持小儿手部，另一手食、中二指揉穴处，揉100~300次。

4. 推三关

一手握小儿手部，另一手拇指桡侧缘或食、中二指指面自腕横纹推向肘横纹，推100~500次。

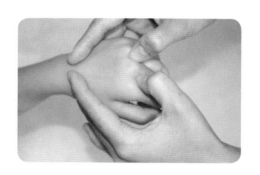

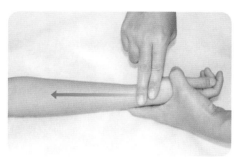

5. 打马过天河

小儿取坐位，术者用一手捏住小儿四指，使其掌心向上，用另一手的中指面运内劳宫后，再用食、中、无名指三指由总筋起沿天河水打至洪池穴。

6. 捏挤大椎

大椎穴在第七颈椎下凹陷中。双手拇、食二指捏挤大椎穴，至局部潮红。

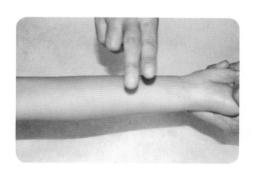

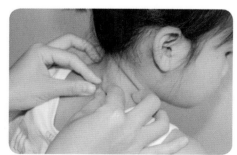

7. 拿肩井

肩井在大椎穴与肩峰连线中点的筋肉处。小儿取坐位，术者以双手拇指与食、中二指相对着力，稍用力做一紧一松交替提拿该处筋肉3~5次。

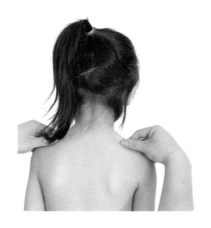

注意事项

1. 先兆中暑：孩子出现大量出汗、全身无力、头痛、恶心等症状时，应迅速将孩子转移至通风、阴凉、干爽的地方或空调房里，使其平卧休息并解开衣扣，可以给孩子饮用防暑药品（如十滴水、仁丹、藿香正气水）或饮品（绿豆汤等）。短时间内症状即可消失。

2. 轻度中暑：用湿毛巾冷敷头部、腋下及腹股沟等处，或用温水擦拭全身，同时进行皮肤、肌肉按摩，加速血液循环，促进散热。

3. 重度中暑：应迅速降温，保持孩子呼吸道通畅，及时送孩子到就近医院进行治疗。

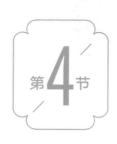

秋泻

秋泻即小儿秋季腹泻，特指发生于10~11月份的腹泻，发病以5岁以下小儿居多，是婴幼儿时期较为常见的消化系统疾病。主要由轮状病毒感染而发病，经粪-口途径传播，潜伏期1~3天，为自限性疾病，病程通常在5~7天。秋泻的推拿治疗以健脾温肾为主。

临床表现　秋泻发病较急，大便次数增多，甚者每日可达十余次，多呈白色、黄色、绿色等水样或蛋花汤样便。初起常伴有咳嗽、鼻塞、流涕等感冒症状，部分小儿可伴有呕吐、发热等症。疾病初期，精神状态良好。若出现口渴、哭闹、烦躁、尿量减少等脱水表现，应及时到医院治疗。

推拿治疗

1. 补脾经

一手持小儿手以固定，另一手以拇指指腹旋推小儿拇指指腹，推100~500次。

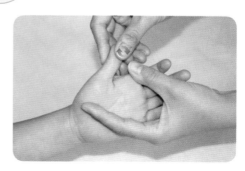

2. 补大肠经

一手持小儿手以固定，另一手以拇指指腹由小儿食指尖推向虎口，推100~500次。

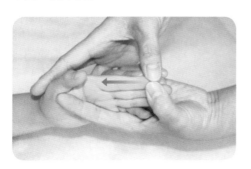

3. 摩腹

用掌面或四指摩腹5分钟。

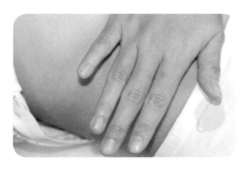

4. 揉天枢

脐旁2寸，左右各一穴。小儿取仰卧位，术者用拇指或食、中二指按揉左右二穴各50~100次。

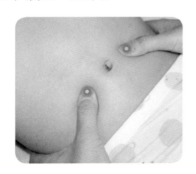

5. 揉龟尾

龟尾在尾椎骨端。以拇指端或中指端着力，在龟尾穴上揉动100~300次。

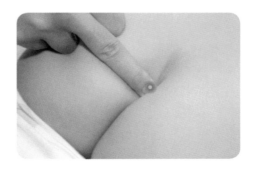

○ **健脾八珍粥**：先将砂仁 2 克，炒山药、炒莲子肉、炒芡实、茯苓、炒扁豆、薏苡仁（薏米）各 5 克，加水煎汁，去药渣后与糯米 10 克、大米 30 克共煮粥，可加入适量白糖，日服 1~2 次，连服数周。具有益气健脾、化湿调运的作用，适用于脾虚证患儿的预防。

其他治疗手法

贴敷法1：黄柏、白头翁、秦皮、香附、泽泻各9克，共研细末，加生姜汁调成糊状，分别贴在神阙穴、大肠腧穴，每次2~5克，每日1次，每次15分钟，直至症状缓解。

贴敷法2：吴茱萸30克，丁香2克，胡椒30粒，共研细末，用醋调成糊状，敷贴脐部，每次1~3克，每日1次，每次2~4小时。

如果贴后皮肤发红或局部出现小疱疹，可提前揭去贴敷物。家里最好准备一些贴敷贴，把药研磨调成糊状后，取适量放在需要贴敷的穴位上，外面覆盖一个贴敷贴，使用起来非常方便。

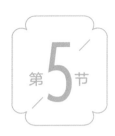

第5节 肠套叠

肠套叠是指肠管的一部分及其相应的肠系膜套入临近肠腔内的一种肠梗阻，是婴儿时期最常见的急腹症。常见于2岁以下，尤其是4~10个月的婴儿。春季发病较高。临床一般分为原发性和继发性两类，95%的小儿肠套叠属于原发性。按照发生部分可分为回盲部套叠、小肠套叠、结肠套叠等型。肠套叠的治疗原则以解痉止痛，松套复位为主。

临床表现 腹痛、呕吐、便血、腹部包块，患儿突然哭闹、面色苍白、出汗、表情痛苦，发病早期患儿全身情况尚好，但面色苍白，拒食，烦躁不安。晚期患儿由于肠坏死或腹膜炎，全身情况恶化，常伴有重度脱水、高热、昏迷和休克等症状。

推拿治疗

1. 拿肚角

肚角为脐下2寸旁开2寸之大筋。小儿仰卧，术者用拇、食、中三指深拿3~5次。

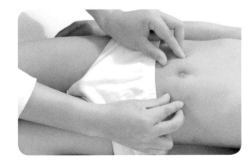

2. 揉脾腧

脾腧在第11胸椎棘突下，督脉旁开1.5寸处。以两手拇指或一手食、中二指指腹着力，在双侧脾腧穴上揉动50~100次。

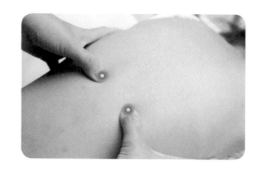

3. 揉胃腧

胃腧在第12胸椎棘突下，督脉旁开1.5寸处。以两手拇指或一手食、中二指指腹着力，在双侧胃腧穴上揉动50~100次。

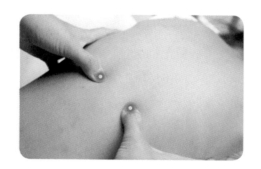

4. 摩腹

用掌面或四指摩腹5分钟。

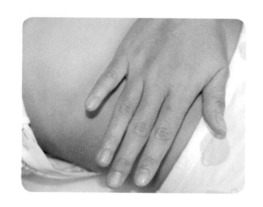

其他治疗手法 肠套叠除用推拿手法治疗外，早期可用空气灌肠复位，疗效达90%以上。如病程超过24小时，尤其已有重度脱水、中毒或休克症状时，多需手术复位或做肠切除。

第6节　癫痫（羊痫风）

　　癫痫是以脑神经元异常放电引起反复痫性发作为特征的脑功能失调综合征。有因先天脑部神经发育不全者，有因后天脑部受伤者，亦有由患者父母遗传而来的。发作的情况分为两种，即轻型（小发作）和重型（大发作）。若在幼儿期间不能治愈，对脑的发育影响较大。癫痫的治疗原则为平肝熄风止痉，醒脑开窍。

（一）重型

临床表现　重型患者发作时面色骤变，不省人事，眼球上翻，全身肌肉抽搐，遂即跌倒，口吐泡沫，甚至咬舌，大小便失禁，渐渐安静，清醒过来即可恢复正常。

推拿治疗

1. 清肝经

一手持小儿食指以固定，另一手以拇指端沿整个食指掌面自指根推向指尖，推100~500次。

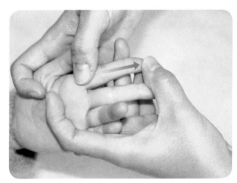

2. 清补脾经

脾经是拇指指腹，或拇指桡侧缘自指尖到指根成一直线。一手持小儿手以固定，用另一手拇指桡侧由指尖到指根来回推，推100~500次。

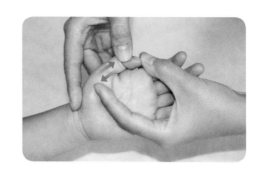

3. 退六腑

一手握小儿手腕以固定，另一手拇指或食、中二指指面自肘横纹推向腕横纹，推100~500次。

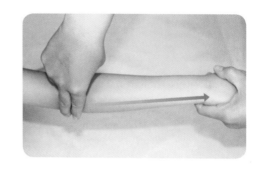

4. 捣小天心

大小鱼际交接处凹陷中。以中指端或屈曲的指间关节捣10~30次。

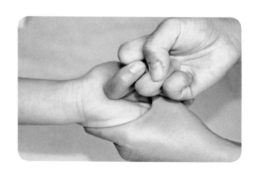

5. 掐揉五指节

五指节是指掌背五指近侧指间关节。一手握小儿手部，使掌心向下，另一手拇指指甲由拇指依次掐之，掐3~5次，然后再揉30~50次。

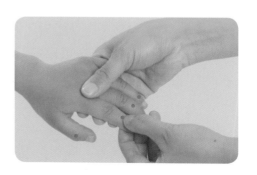

（二）轻型

临床表现　轻型发作多为短暂失去知觉或仅有两目直视，肌肉抽搐较轻，但每日发作数次，也有多日发作一次的。

— 推拿治疗 —

1. 清肝经

一手持小儿食指以固定，另一手以拇指端沿整个食指掌面自指根推向指尖，推100~500次。

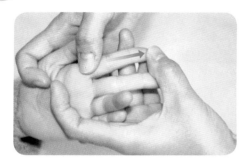

2. 清补脾经

一手持小儿手以固定，用另一手拇指桡侧由指尖到指根来回推，推100~500次。

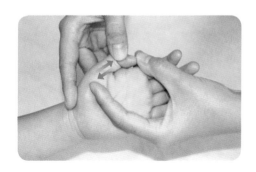

3. 揉二马

手背无名指及小指掌指关节后凹陷中。以拇指端揉100~500次。

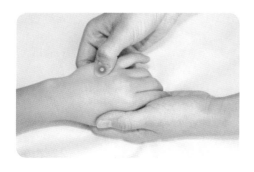

4. 捣小天心

大小鱼际交接处凹陷中。一手持小儿四指以固定，另一手用中指端或屈曲的指间关节捣10~30次。

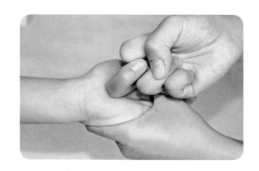

5. 掐揉五指节

五指节是指掌背五指近侧指间关节。一手握小儿手部，使掌心向下，另一手拇指指甲由拇指依次掐之，掐3~5次，然后再揉30~50次。

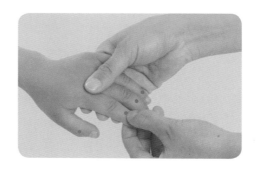

小儿常见病

——推拿、食疗、偏方

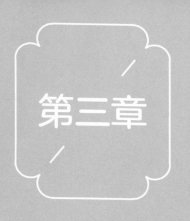

第三章

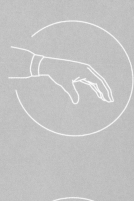

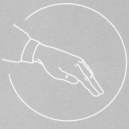

第1节 发热

发热，是指体温异常升高，是小儿时期许多疾病的一个常见症状。热程在2周以内者为短期发热，持续2周以上者为长期发热。孩子发热一般分为外感发热、肺胃实热发热、少阳发热等。其中以外感发热为常见。发热的治疗原则以清热为主。外感者，佐以发散解表；肺胃实热者，佐以清泻里热，理气消食；少阳者，佐以和解少阳。

（一）风寒发热

临床表现 风寒发热，表现为恶寒、头痛、无汗、鼻塞、流清涕。

推拿手法

1. 开天门

以两拇指自下而上（自眉心至前发际）交替直推，推30~50次。

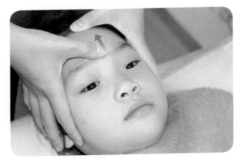

2. 推坎宫

以两拇指自眉心向两侧眉梢做分推，推30~50次。

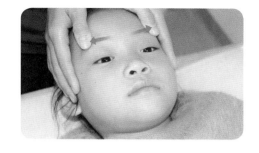

3. 揉太阳

眉梢后凹陷处。用拇指端或中指端揉30~50次。

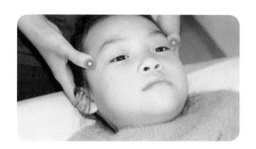

4. 揉耳后高骨

耳后入发际，乳突后缘高骨下凹陷中。用拇指端或中指端揉30~50次。

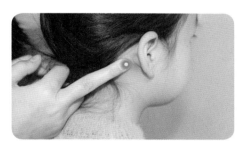

5. 掐揉二扇门

两手食、中二指固定小儿腕部，令手掌向下，无名指托其手掌，然后用两拇指指甲掐之，掐3~5次；手持小儿手部，另一手食、中二指揉穴处，揉100~300次。

6. 清天河水

一手握小儿手部，另一手食、中二指指面自腕横纹推向肘横纹，推100~500次。

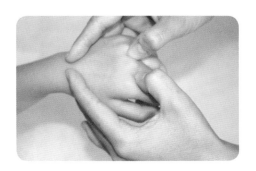

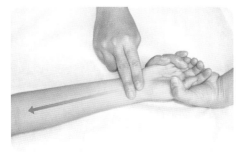

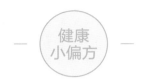

○ 生姜葱头水：生姜3片，葱头1个，芥菜1株，加水煎汤服用。孩子胃小，一次不宜喝太多，一天分多次服用即可。

○ 生姜葱白红糖水：取葱白、生姜、红糖各15克，加水煎服，趁热服用。喝完盖被睡觉，发汗。

○ 紫苏叶泡脚：把紫苏叶切碎，煮水，泡脚。泡完后盖被睡觉。

○ 葱姜豆豉汤：葱白1段（留根须），生姜2片（带皮），淡豆豉（药店买）5克。葱白切成3厘米长段，鲜姜切成薄片，锅中放入淡豆豉、葱白段、姜片和水，开锅后再熬5分钟即可。饭后半小时左右服用。

— 常用小儿中成药 —

○ 感冒清热颗粒：感冒清热颗粒是由荆芥穗、薄荷、防风、柴胡、紫苏叶、葛根、桔梗、苦杏仁等组成。具有疏风散寒、解表清热的功效。用于治疗伤风感冒引起的头痛发热、咳嗽咽干、全身酸痛、鼻流清涕等症，最好在感冒初起时服用，效果特别好。

（二）风热发热

临床
表现

风热发热，发热重，恶风，微汗出，鼻流黄涕或浊涕，口干，咽痛，苔薄黄，指纹红紫。治疗以疏风解表为主，佐以宣肺散寒。

推拿
手法

1. 开天门

以两拇指自下而上（自眉心至前发际）交替直推，推30~50次。

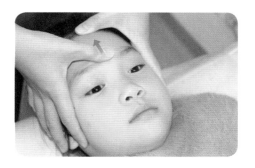

2. 推坎宫

以两拇指自眉心向两侧眉梢做分推，推30~50次。

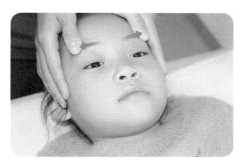

3. 揉耳后高骨

耳后入发际，乳突后缘高骨下凹陷中。用拇指端或中指端揉30~50次。

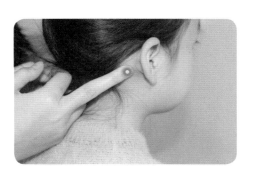

4. 清天河水

一手握小儿手部，另一手食、中二指指面自腕横纹推向肘横纹，推100~500次。

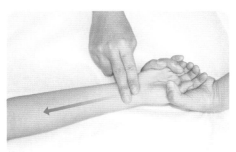

5. 推脊

脊柱在后正中线上，自第一胸椎至尾椎端成一直线。手指并拢，食、中、无名三指着力自下而上直推，推100~300次。

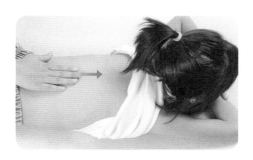

6. 揉大椎

大椎在后正中线，当第七颈椎棘突下与第一胸椎棘突之间凹陷处。用拇指端或中指端，或掌根着力，揉大椎30~50次。

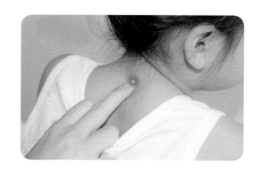

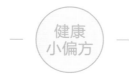

健康
小偏方

○ **验方1：菊花绿茶饮。** 菊花10克，绿茶3克，双花6克，加水煎汤。一天分多次服用。具有辛凉解表的作用。

○ **验方2：菊薄豆豉汤。** 菊花、薄荷各6克，淡豆豉5克，放入水里煮，煮开后再熬5分钟即可。饭后半小时左右服用。3岁以内孩子一次喝小半碗，3岁以上孩子一次喝半碗，6岁以上孩子一次喝半碗或一碗。一般遵循酌量频服的原则，服后汗出热退即可。薄荷用鲜品更好，如果没有，药店或者超市卖的用来泡茶的干燥薄荷叶亦可。

─ 常用小儿中成药 ─

○ **小儿感冒颗粒：** 小儿感冒颗粒的药物组成有广藿香、菊花、连翘、大青叶、板蓝根、地黄、薄荷、石膏等。具有清热解毒的作用。主治小儿风热感冒，症见发热、头胀痛、咳嗽痰黏、咽喉肿痛；流感见上述症候者。风寒感冒者不适用。

○ **小儿保泰康颗粒：** 小儿保泰康颗粒的药物组成有连翘、地黄、滇柴胡、玄参、桑叶、浙贝母、蒲公英、南板蓝根等。具有清热解表、止咳化痰的功效。主治小儿风热外感，症见发热、流涕、咳嗽。风寒感冒者不适用；过敏体质者慎用。

小儿热速清颗粒：小儿热速清颗粒的药物组成有柴胡、黄芩、板蓝根、葛根、金银花、水牛角、连翘、大黄等。可清热解毒、泻火利咽。用于治疗外感发热、头痛、咽喉肿痛、鼻塞、流涕、咳嗽、大便干结。风寒感冒者不适用；脾虚且腹泻者应在医师指导下服用。本品不宜长期服用。

（三）肺胃实热发热

临床表现 高热，面赤，烦躁，不思饮食，便秘溺黄。

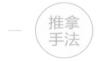

1. 清肺经

一手持小儿无名指以固定，另一手以拇指端沿整个无名指掌面自指根推向指尖，推100~500次。

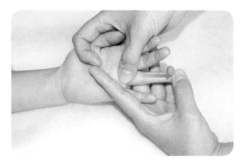

2. 清胃经

一手持小儿手以固定，另一手以拇指端自小儿大鱼际桡侧缘从掌根向拇指根方向直推100~500次。

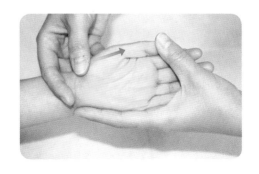

3. 清大肠经

一手持小儿手以固定，另一手以拇指指腹由小儿虎口直推向食指尖，推100~500次。

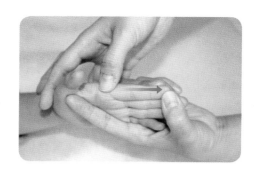

4. 揉板门

手掌面大鱼际部。一手持小儿手部以固定，另一手拇指端揉穴处，揉50~100次。

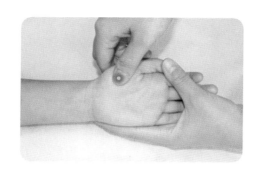

5. 运内八卦

在手掌面，以掌心为圆心，从圆心至中指根横纹约2/3处为半径，画一圆圈，此圆即为八卦穴。用拇指指腹着力，在此圆圈做顺时针运法，运100~500次。

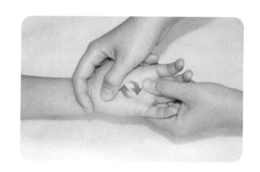

6. 清天河水

一手握小儿手部，另一手食、中二指指面自腕横纹推向肘横纹，推100~500次。

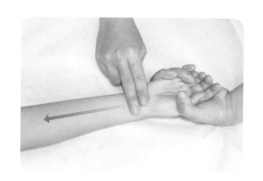

7. 摩腹

用掌面或四指摩腹5分钟。

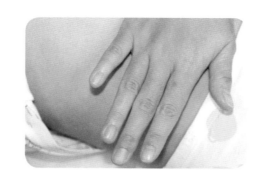

— 常用小儿中成药 —

○ **大山楂丸**：大山楂丸的药物组成是焦山楂、焦神曲和焦麦芽，也就是我们常说的"焦三仙"。山楂善于消化肉积，神曲擅于消化谷积和酒积。如果米饭吃多了，或者成人酒喝多了，可以吃点儿神曲。麦芽擅于消化面食积滞，如果面食吃多了，可以泡点麦芽茶喝。以上三种药物炒焦之后，它们的消食化积力量就变得更加纯正平和，效果更好。

○ **保和丸**：保和丸的药物组成有山楂（焦）、六神曲（炒）、半夏（制）、茯苓、陈皮、连翘、莱菔子（炒）、麦芽（炒）等。具有行气化痰、健脾清热的功效。保和丸的药性比大山楂丸更大，除了焦三仙，又加了一些行气、化痰、健脾、清热的药物。需要注意的是，吃保和丸一定要吃大蜜丸，因为水蜜丸很小很硬，本身就不好消化，效果不如大蜜丸好。

专家提示

　　无论是大山楂丸还是保和丸，本身都是不能退烧的，它们只能消积化食，解决孩子体内的"萧墙之祸"。要想去除外邪退热，还需要借助推拿、食疗等手法。此外，这两种药物也不宜长期服用。

（四）往来寒热

 临床表现 孩子一会儿感觉到冷，一会儿感觉到热，或一会儿发烧，一会儿又不烧了。除了往来寒热，还可能伴有恶心、呕吐、口苦、咽干、耳痛、耳痒等症状。

 推拿手法

1. 清肝经

一手持小儿食指以固定，另一手以拇指端沿整个食指掌面自指根推向指尖，推100~500次。

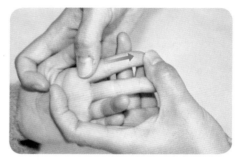

2. 清肺经

一手持小儿无名指以固定，另一手以拇指端沿整个无名指掌面自指根推向指尖，推100~500次。

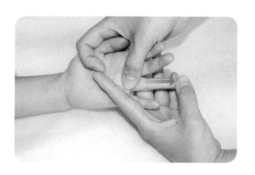

3. 清天河水

一手握小儿手部，另一手食、中二指指面自腕横纹推向肘横纹，推100~500次。

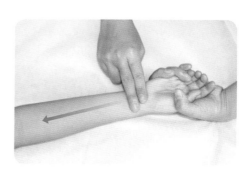

4. 补脾经

一手持小儿手以固定，另一手以拇指指腹旋推小儿拇指指腹，推100~500次。

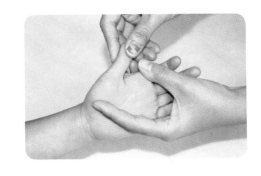

5. 清胃经

一手持小儿手以固定，另一手以拇指端自小儿大鱼际桡侧缘从掌根向拇指根方向直推100~500次。

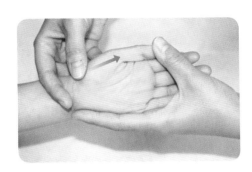

— 常用小儿中成药 —

○ **小柴胡颗粒**：小柴胡颗粒的药物组成有柴胡、黄芩、半夏（姜制）、党参、生姜、甘草、大枣，辅料为蔗糖。可用于外感病，邪犯少阳证，症见寒热往来、胸胁苦满、食欲不振、心烦喜呕、口苦咽干。

专家提示

　　小儿推拿对小儿功能性发热、夏季热、外感发热疗效显著，而对其他因素引起的发热，如肺炎等，虽有退热作用，但只能作为辅助治疗。此类病症需及时就诊，采用综合疗法。

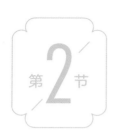

第**2**节　咳嗽

　　咳嗽是小儿常见的肺部疾患之一，其致病原因主要为外感邪气，与天气变化关系密切。有声无痰为咳，有痰无声为嗽，有声有痰谓之咳嗽。本病一年四季均可发生，但以冬春季节多见，常因气候变化诱发。本节着重讨论外感风寒、风热及肺脾两虚等所致的咳嗽。

（一）风寒咳嗽

临床表现　咳嗽，痰白质稀，咽痒声重，鼻流清涕，恶寒无汗，头身疼痛。

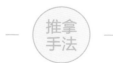

1. 开天门

以两拇指自下而上（自眉心至前发际）交替直推，推30~50次。

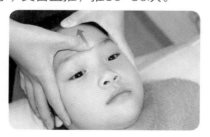

2. 推坎宫

以两拇指自眉心向两侧眉梢做分推，推30~50次。

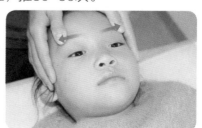

3. 揉迎香

迎香在鼻翼外缘旁开0.5寸、鼻唇沟凹陷中。用食指端或中指端揉20~50次。

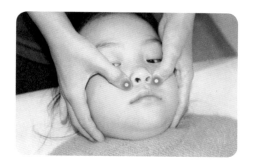

4. 拿风池

颈后，后发际，胸锁乳突肌与斜方肌之间凹陷中。用拇、食二指或拇、中二指相对用力，拿5~10次。

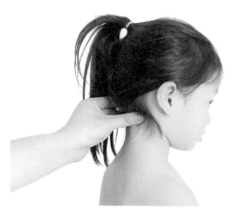

5. 清天河水

一手握小儿手部，另一手食、中二指指面自腕横纹推向肘横纹，推100~500次。

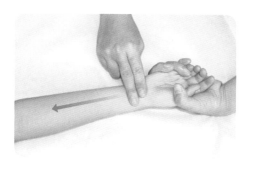

6. 揉肺腧

肺腧在第三胸椎棘突下，督脉旁开1.5寸处。以两手拇指或一手食、中二指指腹着力，在双侧肺腧穴上揉动50~100次。

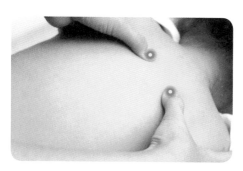

（二）风热咳嗽

 临床表现 咳嗽，痰黄质稠，咽喉疼痛，鼻流浊涕，发热口渴。

推拿手法

1. 清肺经

一手持小儿无名指以固定，另一手以拇指端沿整个无名指掌面自指根推向指尖，推100~500次。

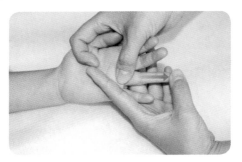

2. 清天河水

以食、中二指在前臂内侧正中腕横纹至肘横纹上做单向直线推动，推100~200次。

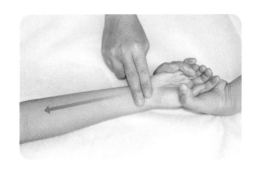

3. 按揉天突

胸骨上窝正中，正坐仰头取穴。一手扶小儿头侧部，另一手中指端按或揉穴处10~30次。

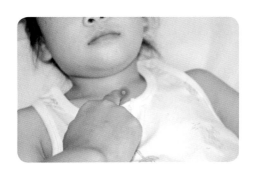

4. 推肺腧（分推肩胛骨）

双手拇指分别自肩胛骨内缘从上向下推动，推100~300次。

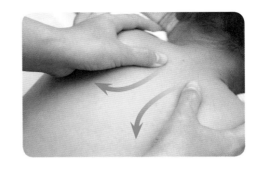

5. 推脊

脊柱在后正中线上，自第一胸椎至尾椎端成一直线。手指并拢，食、中、无名三指着力自下而上直推，推100~300次。

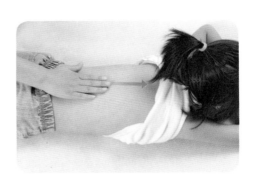

── 常用小儿中成药 ──

○ 珀珀猴枣散：珀珀猴枣散的药物组成有茯苓、薄荷、钩藤、双花、防风、神曲、麦芽、天竺黄、甘草、梅片、珍珠、琥珀、猴枣等。有解热、镇惊、祛痰、平喘的功效。主治小儿风热引起的发热、咳嗽痰鸣、不思饮食、烦躁易惊、舌质红、苔黄、脉浮数等症。

○ 小儿肺热咳喘口服液：药物组成有麻黄、苦杏仁、石膏、金银花、连翘、知母、黄芩、板蓝根、麦冬、鱼腥草等。可清热解毒，宣肺化痰。主治热邪犯于肺卫所致发热、汗出、微恶风寒、咳嗽、痰黄，或兼喘息、口干而渴。

（三）痰湿咳嗽：健脾除湿，化痰止咳

临床表现

咳嗽痰多，色白质稀，胸闷纳呆，神倦乏力，舌淡。

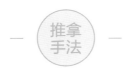
1. 补脾经

一手持小儿手以固定，另一手以拇指指腹旋推小儿拇指指腹，推100~500次。

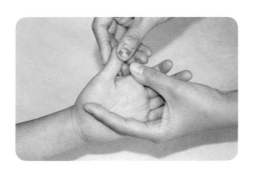

2. 补肺经

一手持小儿无名指以固定，另一手以拇指指腹旋推小儿无名指指腹100~500次。

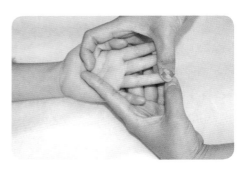

3. 揉脾腧

脾腧在第11胸椎棘突下，督脉旁开1.5寸处。以两手拇指或一手食、中二指指腹着力，在双侧脾腧穴上揉动50~100次。

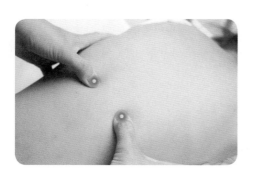

4. 揉肺腧

肺腧在第三胸椎棘突下，督脉旁开1.5寸处。以两手拇指或一手食、中二指指腹着力，在双侧肺腧穴上揉动50~100次。

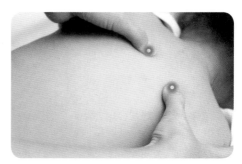

5. 揉中脘

中脘在前正中线，脐上4寸处。小儿仰卧，术者用中指端或掌根按揉中脘100~300次。

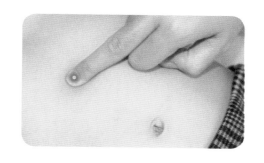

— 常用小儿中成药 —

○ **小儿消积止咳口服液**：药物组成有山楂（炒）、槟榔、枳实、枇杷叶（蜜炙）、瓜蒌、莱菔子（炒）、葶苈子（炒）、桔梗、连翘、蝉蜕等。清热肃肺，消积止咳。用于小儿饮食积滞，痰热蕴肺所致咳嗽、喉闻痰鸣、腹胀、口臭。

○ **健儿清解液**：药物组成有金银花、菊花、连翘、山楂、苦杏仁、陈皮等。清热解毒，消滞和胃。用于咳嗽咽痛，食欲不振，脘腹胀满。

（四）肺虚咳嗽

临床表现 咳而无力，痰白质稀，面色㿠白，气短懒言，语声低微，畏寒多汗。

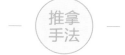

— 推拿手法 —

1. 补肺经

一手持小儿无名指以固定，另一手以拇指指腹旋推小儿无名指指腹100~500次。

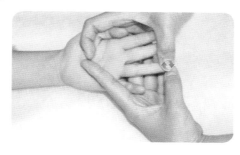

2. 补肾经

一手持小儿手以固定，另一手以拇指指腹旋推小儿小指指腹100~500次。

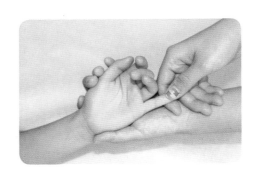

3. 补脾经

一手持小儿手以固定，另一手以拇指指腹旋推小儿拇指指腹，推100~500次。

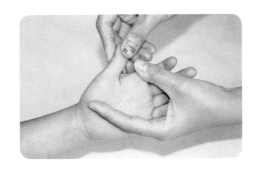

4. 运内八卦

在手掌面，以掌心为圆心，从圆心至中指根横纹约2/3处为半径，画一圆圈，此圆即为八卦穴。用拇指指腹着力，在此圆圈做顺时针运法，运100~500次。

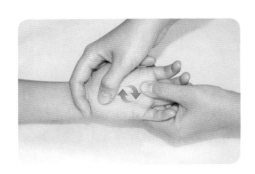

5. 揉膻中

两乳头连线中点，胸骨中线上，平第四肋间隙。用中指端揉50~100次。

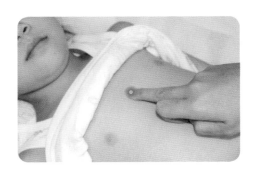

6. 揉肺俞

肺俞在第三胸椎棘突下，督脉旁开1.5寸处。以两手拇指或一手食、中二指指腹着力，在双侧肺俞穴上揉动50~100次。

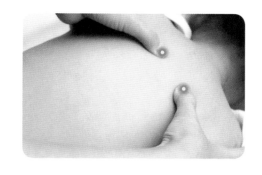

7. 推肺俞（分推肩胛骨）

以两手拇指指腹着力，同时从两侧肩胛骨内上缘自上而下推动，推100~300次。

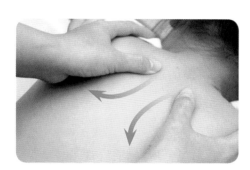

常用小儿中成药

○ **小儿肺咳颗粒**：小儿肺咳颗粒由人参、茯苓、白术、陈皮、鸡内金、大黄（酒炙）、瓜蒌、桑白皮、款冬花、紫菀、胆南星等组成。能健脾益肺，止咳平喘。用于肺脾不足，痰湿内壅所致咳嗽或痰多稠黄，咳吐不爽，气短、喘促，动辄汗出，食少纳呆，周身乏力，舌红苔厚；小儿支气管炎见以上症候者。高热咳嗽慎用。

○ **肺力咳合剂（苗药）**：药物组成有梧桐根、红花龙胆、红管药（紫菀）、前胡、百部、黄芩等。能清热解毒，止咳祛痰。用于小儿痰热犯肺引起的咳嗽、痰黄；支气管哮喘、气管炎见上述症候者。

○ **小儿咳喘灵颗粒**：小儿咳喘灵颗粒由麻黄、金银花、苦杏仁、板蓝根、石膏、甘草、瓜蒌等组成。宣肺，清热，止咳，祛痰。用于上呼吸道感染引起的咳嗽。

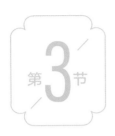

第3节　肺炎

肺炎，中医称为"肺炎喘嗽"，具体表现为：高烧不退、胸闷喘憋、剧烈咳嗽、呼吸急促、鼻翼翕动，甚至需要张口抬肩才能正常呼吸，并伴有咳吐浓稠黄痰等症状。我们现在所说的肺炎，更接近西医的说法，西医认为肺炎是由不同病原体或其他因素导致的肺部炎症，肺炎可由细菌、病毒、真菌、寄生虫等致病微生物，以及放射线、吸入性异物等理化因素引起。有些幼儿肺炎症状并不明显，可能有轻微咳嗽或完全没有咳嗽。该病以冬春两季多见。

（一）痰热型

 临床表现　咳嗽，痰黄且黏，高热面红，呼吸气粗，舌红苔黄腻。

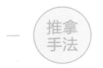 推拿手法

1. 清肺经

一手持小儿无名指以固定，另一手以拇指端沿整个无名指掌面自指根推向指尖，推100~500次。

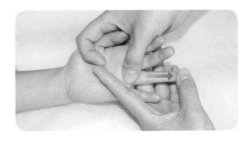

2. 清肝经

一手持小儿食指以固定，另一手以拇指端沿整个食指掌面自指根推向指尖，推100~500次。

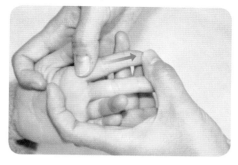

3. 清心经

一手持小儿中指以固定，另一手以拇指端沿整个中指掌面自指根推向指尖，推100~500次。

4. 退六腑

一手握小儿手腕以固定，另一手拇指或食、中二指指面自肘横纹推向腕横纹，推100~500次。

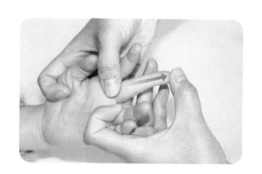

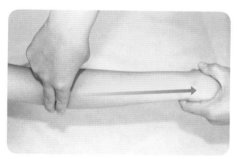

5. 捏挤天突和大椎

如果孩子高热不退，挤捏孩子天突至剑突的连线（胸骨中间竖线）、大椎至第一腰椎及两侧，至皮下轻度瘀血为止。

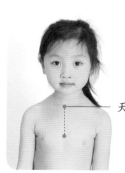

天突

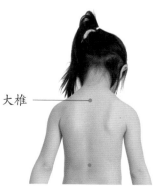

大椎

（二）风热侵犯型

 临床表现 痰黏、色白量少，发热怕冷，胸肋隐隐作痛，舌苔薄黄。

 推拿手法

1. 推三关

一手握小儿手部，另一手拇指桡侧缘或食、中二指指面自腕横纹推向肘横纹，推100~500次。

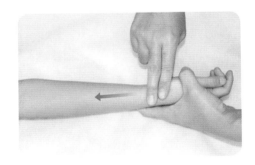

2. 揉大椎

大椎在后正中线，当第七颈椎棘突下与第一胸椎棘突之间凹陷处。用拇指端或中指端，或掌根着力，揉动大椎30~50次。

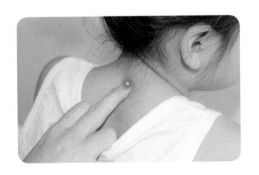

3. 按揉天突

胸骨上窝正中，正坐仰头取穴。一手扶小儿头侧部，另一手中指端按或揉穴处10~30次。

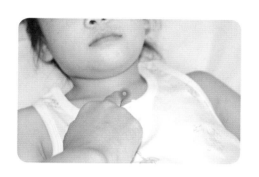

4. 揉肺腧

肺腧在第三胸椎棘突下，督脉旁开1.5寸处。以两手拇指或一手食、中二指指腹着力，在双侧肺腧穴上揉动50~100次。

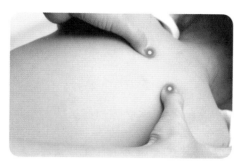

5. 拿风池

颈后，后发际，胸锁乳突肌与斜方肌之间凹陷中。用拇、食二指或拇、中二指相对用力，拿5~10次。

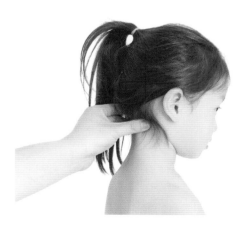

6. 拿肩井

肩井在大椎穴与肩峰连线中点的筋肉处。小儿取坐位，术者以双手拇指与食、中二指相对着力，稍用力做一紧一松交替提拿该处筋肉3~5次。

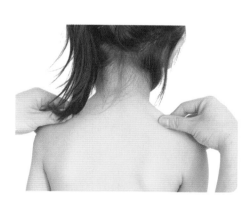

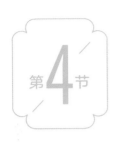

第4节 哮喘

哮喘是小儿时期常见的一种以反复发作，喉间痰鸣，呼吸急促，甚至张口抬肩、难以平卧为主要特征的肺系疾病。本病好发于春秋季节，每因气候骤变、寒温失宜、饮食不当、接触异物等诱发，常在夜间和清晨发作或加剧。小儿哮喘的发生，多因肺、脾、肾三脏功能不足，痰饮内伏，在气候突变或接触异物等外因作用下发病。

（一）热喘型

 临床表现 喉咙中有呜呜的声音，伴有咳黄稠痰、小便发黄、便秘、发热面红、舌红苔黄等症状。

 推拿手法

1. 揉大椎

大椎在后正中线，当第七颈椎棘突下与第一胸椎棘突之间凹陷处。用拇指端或中指端，或掌根着力，揉动大椎30~50次。

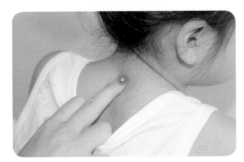

2. 揉肺腧

肺腧在第三胸椎棘突下，督脉旁开1.5寸处。以两手拇指或一手食、中二指指腹着力，在双侧肺腧穴上揉动50~100次。

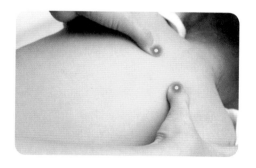

3. 拿肩井

肩井在大椎穴与肩峰连线中点的筋肉处。小儿取坐位，术者以双手拇指与食、中二指相对着力，稍用力做一紧一松交替提拿该处筋肉3~5次。

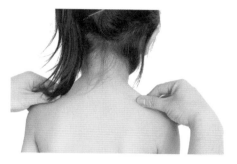

4. 清大肠经

一手持小儿手以固定，另一手以拇指指腹由小儿虎口直推向食指尖，推100~500次。

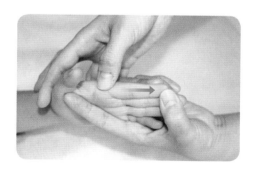

5. 退六腑

一手握小儿手腕以固定，另一手拇指或食、中二指指面自肘横纹推向腕横纹，推100~500次。

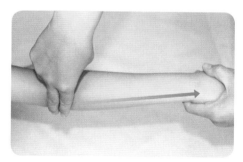

6. 揉丰隆

外踝尖上8寸（当外踝尖与外膝眼连线之中点），胫骨前缘外侧1.5寸，胫腓骨之间。以拇指端或中指端着力，稍用力在丰隆穴上揉动50~100次。

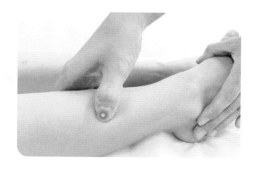

（二）寒喘型

 临床表现 咳稀白痰，面色苍白，小便颜色清，怕冷，喜欢喝热饮等。

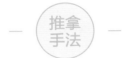 推拿手法

1. 按揉天突

胸骨上窝正中，正坐仰头取穴。一手扶小儿头侧部，另一手中指端按或揉穴处10~30次。

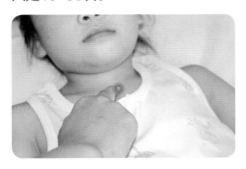

2. 揉膻中

两乳头连线中点，胸骨中线上，平第四肋间隙。用中指端揉50~100次。

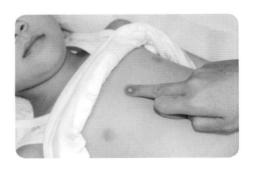

3. 推三关

一手握小儿手部，另一手拇指桡侧缘或食、中二指指面自腕横纹推向肘横纹，推100~500次。

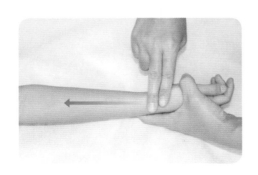

4. 推肺腧（分推肩胛骨）

肺腧在第三胸椎棘突下，督脉旁开1.5寸处。以两手拇指指腹着力，同时从两侧肩胛骨内上缘自上而下推动100~300次。

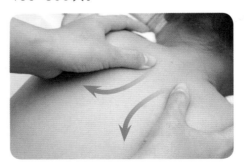

（三）虚喘型

 临床表现

咳痰无力，气短声低，口唇发紫。容易反复发作。

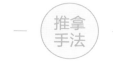

1. 补脾经

一手持小儿手以固定，另一手以拇指指腹旋推小儿拇指指腹，推100~500次。

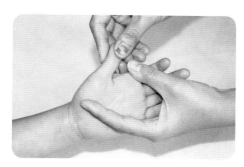

2. 补肾经

一手持小儿手以固定，另一手以拇指指腹旋推小儿小指指腹，推100~500次。

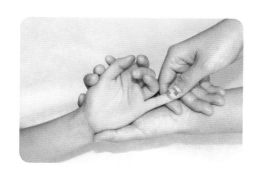

3. 揉肾腧

肾腧在第二腰椎棘突下，督脉旁开1.5寸处。以两手拇指或一手食、中二指指腹着力，在双侧肾腧穴上揉动50~100次。

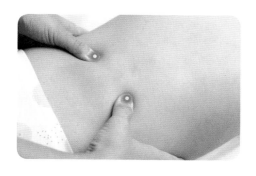

4. 揉脾腧

脾腧在第11胸椎棘突下，督脉旁开1.5寸处。以两手拇指或一手食、中二指指腹着力，在双侧脾腧穴上揉动50~100次。

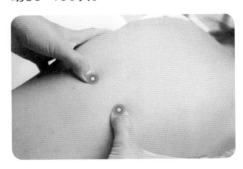

5. 推擦胸部

自天突穴起从上而下向两侧分推至整个胸部2分钟，然后擦胸部1分钟。

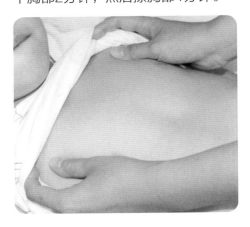

> **其他治疗手法**　中药贴敷：麻黄、干姜、肉桂各3克，细辛1.5克，生天南星2克，共研成细末，装入瓶中备用，每次用2克，加少许食醋调成糊状，贴在双脚涌泉穴处，每晚1次，第二天早晨取下。

--- 哮喘食疗方 ---

○ **鱼腥草煲猪肺汤**：鱼腥草30克，猪肺1个，煮汤，日服2次，连服7日。具有清热解毒、滋阴润肺的作用，适用于痰热内蕴证患儿的预防。

○ **参苓粥**：党参、茯苓各30克，生姜5克，大米120克。将党参、生姜切薄片，茯苓捣碎泡半小时，煎取药汁2次，与大米同煮粥，日服2次。一年四季常服。

> **专家提示**
> 1. 推拿适用于哮喘缓解期和发作时的辅助治疗。
> 2. 加强锻炼，增强体质；在气候变化季节，保暖防寒，以防感冒诱发哮喘。
> 3. 哮喘持续状态，应以药物治疗为主。

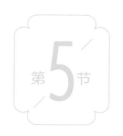

第5节 百日咳

　　百日咳，即顿咳，是由百日咳杆菌引起的急性呼吸道传染病。临床以阵发性、痉挛性咳嗽，咳毕以特殊鸡鸣样吸气性吼声为特征，是小儿时期常见的呼吸道传染病之一。本病一年四季均可发病，主要发生于冬春季节。以5岁以下小儿为多见。年龄越小，则病情越重，且病程较长，可持续2~3月以上。

（一）风热型

 临床表现　咽喉发红，高热，面色发红。

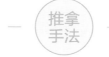 推拿手法

1. 清肺经

一手持小儿无名指以固定，另一手以拇指端沿整个无名指掌面自指根推向指尖，推100~500次。

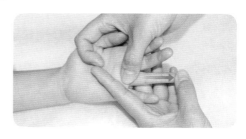

2. 运内八卦

在手掌面，以掌心为圆心，从圆心至中指根横纹约2/3处为半径，画一圆圈，此圆即为八卦穴。用拇指指腹着力在此圆圈做顺时针运法，运100~500次。

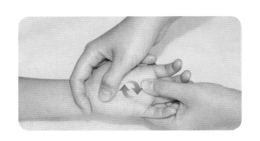

3. 退六腑

一手握小儿手腕以固定，另一手拇指或食、中二指指面自肘横纹推向腕横纹，推100~500次。

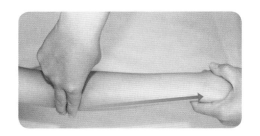

4. 揉膻中

两乳头连线中点，胸骨中线上，平第四肋间隙。用中指端揉50~100次。

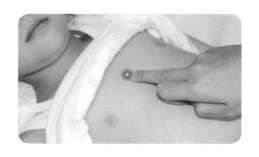

5. 揉肺俞

肺俞在第三胸椎棘突下，督脉旁开1.5寸处。以两手拇指或一手食、中二指指腹着力，在双侧肺俞穴上揉动50~100次。

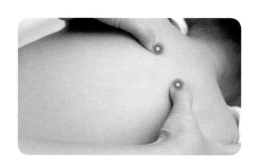

（二）风寒型

临床表现　伴有头痛，怕冷发热，无汗等症状。

1. 拿风池

颈后，后发际，胸锁乳突肌与斜方肌之间凹陷中。用拇、食二指或拇、中二指相对用力，拿5~10次。

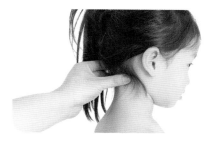

2. 揉大椎

大椎在后正中线，当第七颈椎棘突下与第一胸椎棘突之间凹陷处。用拇指端或中指端，或掌根着力，揉动大椎30~50次。

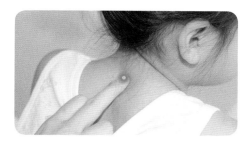

3. 揉定喘

在背部，在第七颈椎棘突下，督脉旁开0.5寸。用双手拇指端着力，稍用力按揉10~50次。

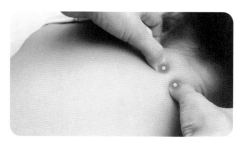

4. 推三关

一手握小儿手部，另一手拇指桡侧缘或食、中二指指面自腕横纹推向肘横纹，推100~500次。

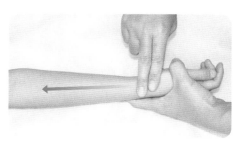

（三）痰热型

 临床表现　痰黏稠且色黄，口鼻气热等。

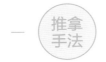 推拿手法

1. 清肝经

一手持小儿食指以固定，另一手以拇指端沿整个食指掌面自指根推向指尖，推100~500次。

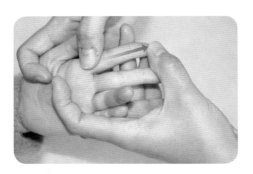

2. 清心经

一手持小儿中指以固定，另一手以拇指端沿小儿整个中指掌面自指根推向指尖，推100~500次。

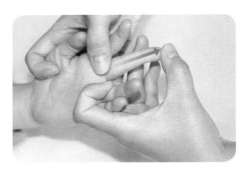

3. 拿风池

颈后，后发际，胸锁乳突肌与斜方肌之间凹陷中。用拇、食二指或拇、中二指相对用力，拿5~10次。

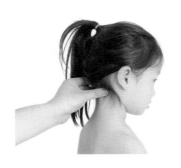

4. 揉膻中

两乳头连线中点，胸骨中线上，平第四肋间隙。用中指端揉50~100次。

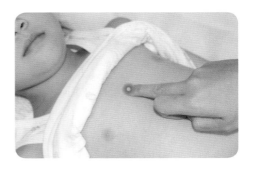

（四）脾肺气虚型

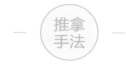

临床表现　疲倦乏力，食欲不振，咳嗽无力等。

推拿手法

1. 补脾经

一手持小儿手以固定，另一手以拇指指腹旋推小儿拇指指腹，推100~500次。

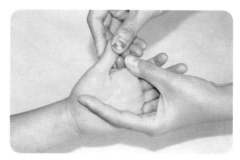

2. 补肺经

一手持小儿无名指以固定，另一手以拇指指腹旋推小儿无名指指腹，推100~500次。

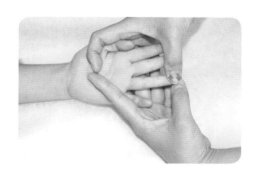

3. 揉肺腧

肺腧在第三胸椎棘突下，督脉旁开1.5寸处。以两手拇指或一手食、中二指指腹着力，在双侧肺腧穴上揉动50~100次。

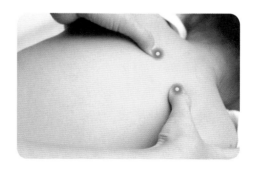

4. 揉脾腧

脾腧在第11胸椎棘突下，督脉旁开
1.5寸处。以两手拇指或一手食、中
二指指腹着力，在双侧脾腧穴上揉动
50~100次。

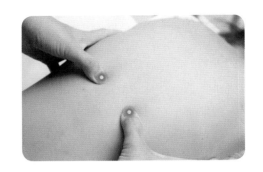

— 百日咳食疗方 —

○ **生姜大蒜饮**：大蒜、红糖各10克，生姜5克，加清水200毫升，隔水炖熟，
去渣，一天内服完。

○ **冰糖炖鸭蛋**：冰糖20克，鸭蛋1个，鸭蛋打散，倒入化开的冰糖水中拌匀，
蒸熟，一天内服完。

专家提示

1．一旦发现百日咳患儿，应及时隔离3~4周；有密切接触史者，
观察3周。

2．应配合药物治疗，增强疗效。

3．按期接种百日咳疫苗。

4．注意休息，饮食清淡，避免接触刺激物，保证室内空气流通。

5．痉咳时，轻拍背部，防止痰液吸入阻塞气道，引起窒息。

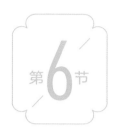

第**6**节 过敏性鼻炎

过敏性鼻炎是指易感儿童接触变应原后引起的鼻黏膜非感染性炎性疾病。患儿多为特异性体质，家庭中尘螨是最常见的变应原，其他常见变应原有花粉、动物的皮毛等。过敏性鼻炎是小儿呼吸系统常见病，多因外感风热或风寒，肺气虚寒，肝经郁热，郁久化火，上犯于鼻所致。此外，空气污染、通风不良、气温的突然变化、粉尘烟雾过敏等，也会诱发孩子鼻塞、流清涕、打喷嚏等症状。推拿治疗以宣肺通窍，清泻肝胆为宜。

（一）风热型

　鼻塞，流黄稠涕，严重者发热怕风，出汗口渴，偶尔咳嗽。

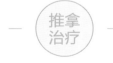

1. 清肝经

一手持小儿食指以固定，另一手以拇指端沿整个食指掌面自指根推向指尖，推100~500次。

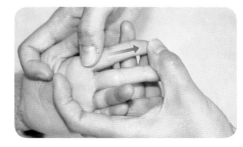

2. 清肺经

一手持小儿无名指以固定，另一手以拇指端沿整个无名指掌面自指根推向指尖，推100~500次。

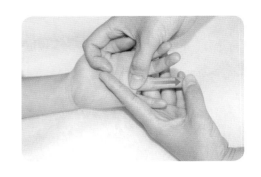

3. 清天河水

一手握小儿手部，另一手食、中二指指面自腕横纹推向肘横纹，推100~500次。

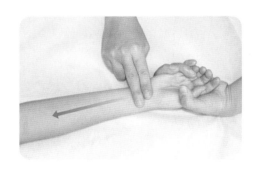

4. 推鼻梁两侧

用中指指腹在孩子鼻梁两侧快速推擦，以局部产生灼热感为度。

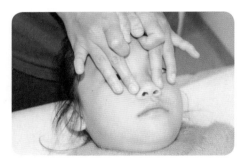

（二）风寒型

 临床表现 鼻塞严重，流清白鼻涕，严重者有发热症状。

— 推拿治疗 —

1. 开天门

以两拇指自下而上（自眉心至前发际）交替直推，推30~50次。

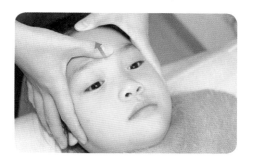

2. 推坎宫

以两拇指自眉心向眉梢做分推，推30~50次。

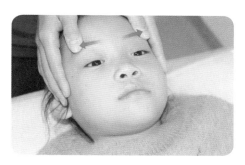

3. 揉太阳

眉梢后凹陷处。用中指端揉30~50次。

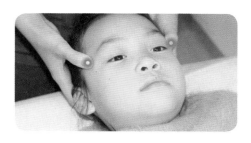

4. 清肝经

一手持小儿食指以固定，另一手以拇指端沿整个食指掌面自指根推向指尖，推100~500次。

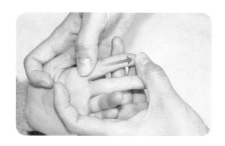

5. 清肺经

一手持小儿无名指以固定，另一手以拇指端沿整个无名指掌面自指根推向指尖，推100~500次。

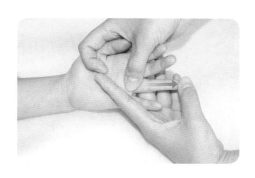

6. 推脊

脊柱在后正中线上，自第一胸椎至
尾椎端成一直线。手指并拢，食、
中、无名三指着力自下而上直推，推
100~300次。

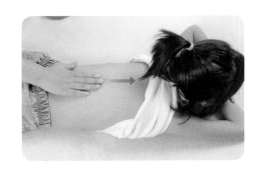

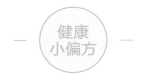
— 鼻炎食疗方 —

◯ **辛夷蛋**：辛夷30克，鸡蛋5个。先将鸡蛋煮熟，去壳后，再与辛夷一起加水
煮5分钟，吃蛋饮汤，分5日食用完，连用2~3次。

◯ **桑菊杏仁粥**：桑叶、甜杏仁各9克，菊花6克，大米60克，桑叶和菊花加水适
量煎煮，去渣取汁，加甜杏仁、大米煮粥，早晚食用。疏散风热，宣肺通窍。

— 健康
小偏方 —

◯ **取嚏法**：通过刺激鼻腔，使患者连续不断地打喷嚏而达到驱邪外出的治疗方
法。炒苍耳子、辛夷各5克，白芷30克，薄荷2克，共研成细末，每次取少
量吹入鼻腔，每天2~3次，在好发季节前做好预防性治疗。

塞鼻法：苍耳子40余粒，将其捶破后放入锅中，倒入香油50克，用小火煎
炸。待苍耳子炸枯时，过滤去渣，待油冷却后，装入玻璃瓶备用。使用时，
用消毒棉浸油少许，于每晚睡前塞于鼻腔内，每天1次。为防止夜间呼吸困
难，轮流塞入两侧鼻腔即可。

**专家
提示**

有鼻炎病史的孩子，通常一感冒就犯鼻炎，要想控制鼻炎，预防感
冒是关键。此外，还要避免吸入刺激性的气体、粉尘、烟雾等，特别是
家里的清洁工作要做好，避免尘螨对孩子的刺激。饮食要清淡易消化，
少食辛辣厚味食物。

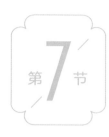

第7节

急性中耳炎

以耳痛、流脓，听力减退为主要表现；转为慢性时，耳内经常流脓，时多时少，迁延难愈。常伴有发热、怕冷、头痛、头晕、口苦、尿黄、大便秘结等症状。对于本病，中医有"耳脓""耳疳""风聋""耳闭"等病名，治疗需要分清虚实寒热，辨证施治。

（一）肝胆湿热型

临床表现 耳胀、耳痛，或流黄脓，伴有头胀头痛、心烦、口苦、急躁易怒、便秘、尿黄。

—— 推拿手法 ——

1. 揉翳风

翳风穴在耳垂后耳根部，颞骨乳突与下颌骨下颌支后缘间凹陷处。用拇指或中指指腹着力揉30～50次。

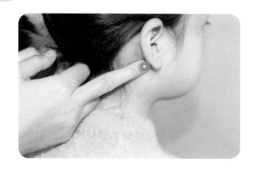

2. 清肝经

一手持小儿食指以固定，另一手以拇指端沿整个食指掌面自指根推向指尖，推100~500次。

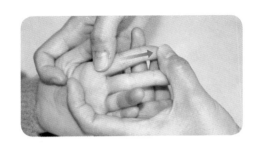

3. 清天河水

一手握小儿手部，另一手食、中二指指面自腕横纹推向肘横纹，推100~500次。

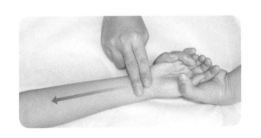

4. 清小肠经

小指尺侧缘，自指尖到指根成一直线。一手持小儿小指以固定，另一手用拇指指腹自小儿指根推向指尖，推100~500次。

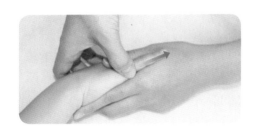

5. 推肾腧

肾腧在第二腰椎棘突下，督脉旁开1.5寸处。用掌根或拇指直推孩子脊柱两侧，重点推肾腧穴，反复操作2分钟。

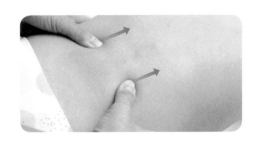

（二）风热型

临床表现 耳胀、耳闷、疼痛，或有耳鸣，听力减退，伴有发热、口干、怕风、鼻塞等。

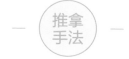

1. 拿风池

颈后，后发际，胸锁乳突肌与斜方肌之间凹陷中。用拇、食二指或拇、中二指相对用力，拿5~10次。

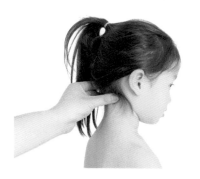

2. 清肺经

一手持小儿无名指以固定，另一手以拇指端沿整个无名指掌面自指根推向指尖，推100~500次。

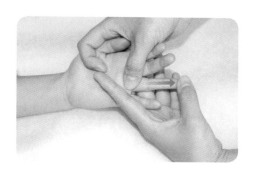

3. 清大肠经

一手持小儿手以固定，另一手以拇指指腹由小儿虎口直推向食指尖推100~500次。

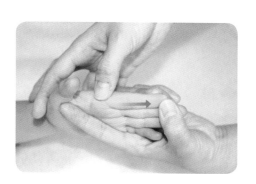

4. 推涌泉

足掌心前1/3与后2/3交界处的凹陷中。用拇指指腹着力，向足趾方向直推，推100~300次。

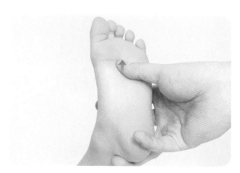

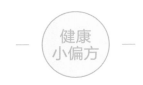
○ **金银花清热解毒饮**：可用金银花30克，连翘、淡竹叶、牛蒡子、川芎、柴胡各15克，桔梗、薄荷、荆芥各6克，芦根、香附各10克。水煎服，一日1剂。中成药可选用银翘解毒片、小柴胡颗粒等。

（三）风寒型

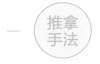

临床
表现

感冒后，耳内闷胀，听力下降，全身怕冷明显，发热轻微，鼻塞而流清涕。治疗需宣肺散寒。

推拿
手法

1. 清肺经

一手持小儿无名指以固定，另一手以拇指端沿整个无名指掌面自指根推向指尖，推100~300次。

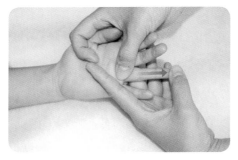

2. 揉外劳宫

外劳宫在掌背中，与内劳宫相对处。一手持小儿四指使其掌背向上，另一手拇指端揉穴处，揉100~300次。

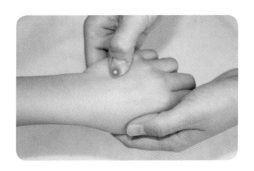

3. 清天河水

一手握小儿手部，另一手食、中二指指面自腕横纹推向肘横纹，推100~500次。

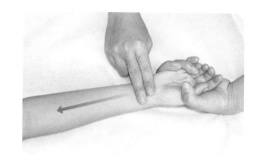

4. 推三关

一手握小儿手部，另一手拇指桡侧缘或食、中二指指面自腕横纹推向肘横纹，推100~500次。

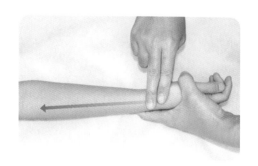

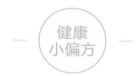

健康
小偏方

○ 风寒感冒煎：可用麻黄、杏仁、苍耳子、辛夷、白芷、防风各10克，细辛、甘草各3克，荆芥6克。水煎服，一日1剂。中成药可选用小青龙颗粒、正柴胡饮颗粒等。

（四）肝肾阴虚型

临床表现 脓液稀薄，时流时止，脸色淡白，听力减退等。

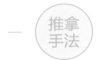

1. 补肝经

一手持小儿食指以固定，另一手以拇指指腹旋推小儿食指指腹，推100~500次。

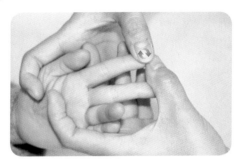

2. 补肾经

一手持小儿手以固定，另一手以拇指指腹旋推小儿小指指腹，推100~500次。

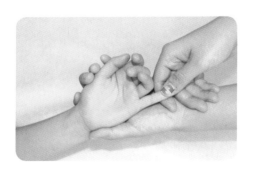

3. 揉三阴交

在内踝尖直上3寸，当胫骨内侧面后缘处。以拇指或食、中二指指腹着力，稍用力按揉20~50次。

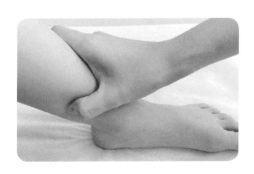

4. 揉肝腧

肝腧在第九胸椎棘突下，督脉旁开1.5寸。以两手拇指或一手食、中二指指腹着力，在双侧肝腧穴上揉动50~100次。

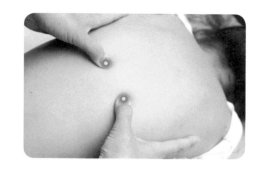

5. 揉肾腧

肾腧在第二腰椎棘突下，督脉旁开1.5寸处。以两手拇指或一手食、中二指指腹着力，在双侧肾腧穴上揉动50~100次。

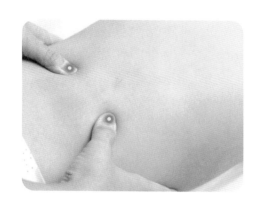

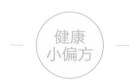

健康
小偏方

○ **柏子仁香油：**柏子仁10克，烘干研成细末，加香油调成稀糊状，装入小瓶中。先用双氧水洗净患耳脓液，然后将药油滴入耳道内，早晚各1次，每次1~2滴，滴完后扯耳轮活动几下，以使药油进入中耳。

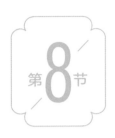

第8节 口腔溃疡

口腔溃疡又称口疮，是指口腔黏膜发生的炎症性病变，多见于上呼吸道感染或发热后。多因内热蕴于心脾二经，循经发于口舌所致。也就是我们常说的"上火"所致。

（一）虚火上炎型

临床表现 两颧发红，舌红苔少，轻微口臭。

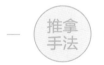

推拿手法

1. 清天河水

一手握小儿手部，另一手食、中二指指面自腕横纹推向肘横纹，推100~500次。

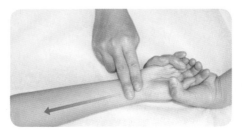

2. 退六腑

一手握小儿手腕以固定，另一手拇指或食、中二指指面自肘横纹推向腕横纹，推100~500次。

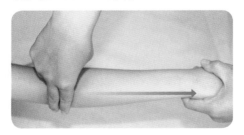

3. 揉三阴交

在内踝尖直上3寸，当胫骨内侧面后缘处。以拇指或食、中二指指腹着力，稍用力按揉20~50次。

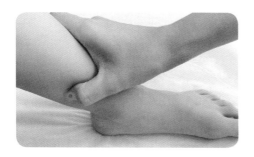

4. 推涌泉

足掌心前1/3与与后2/3交界处的凹陷中。用拇指指腹着力，向足趾方向直推，推100~300次。

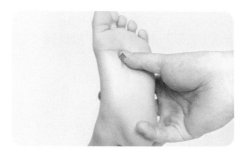

（二）心脾积热型

 临床表现　便秘，口臭，流口水，舌红苔黄。

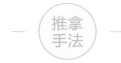 推拿手法

1. 清心经

一手持小儿中指以固定，另一手以拇指端沿小儿整个中指掌面自指根推向指尖，推100~500次。

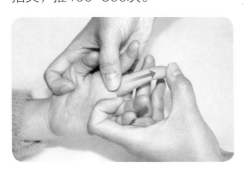

2. 清脾经

一手持小儿手以固定，另一手以拇指端自小儿拇指桡侧缘由指根向指尖方向直推，推100~500次。

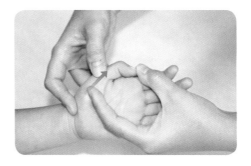

3. 清大肠经

一手持小儿手以固定，另一手以拇指指腹由小儿虎口直推向食指尖，推100~500次。

4. 推下七节骨

从第四腰椎至尾椎骨端成一直线。用拇指指腹或食、中二指指腹着力，自上向下直推，推100~300次。

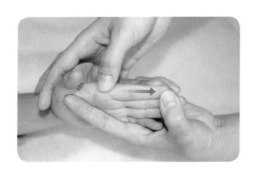 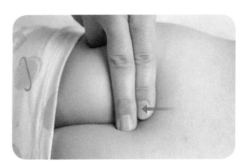

— 小儿口疮食疗方 —

○ **荷叶冬瓜汤**：鲜荷叶半张，冬瓜（去皮去瓤）200克切块，荷叶洗净后放入锅中，放入冬瓜块，加适量水，大火煮沸后改小火煲半小时，下盐调味，饮汤食冬瓜。

○ **雪耳炖冰糖**：干银耳10克，冰糖适量。将干银耳冷水浸泡1小时左右，除去杂质，放入容器中，加冰糖隔水炖熟。

专家提示

如果孩子经常长口疮，说明孩子体质偏弱，容易上火。家长应按照推拿手法坚持给孩子推1个月，巩固疗效。此外，不要给孩子吃过热、过硬及刺激性食物。

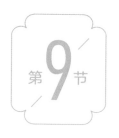

第9节 近视

近视是以看近物清楚而看远物模糊为特征的眼病。本病中医称"能近怯远症"，高度近视称"近觑"。视力与眼球的结构和感光系统的正常功能关系密切，先天禀赋不足，后天发育失常，用眼不当，或五脏精气不足等因素均可导致睛珠失养、形态异常而发病。推拿治疗以疏通局部气血，通络明目为原则。养血安神，益气定志，调节视力。

（一）心阳不足型

 临床表现 近视清晰，远视模糊，目中无神，视力减退，视久易于疲劳，或伴有心悸心烦，失眠，多梦，形寒等。

 推拿手法

1. 揉眼眶

用双手拇指指腹沿小儿两眼眶做轻快柔和的"∞"形按揉，做5~6遍。

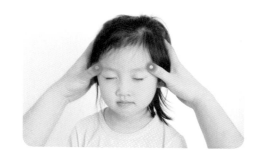

2. 揉翳风

翳风穴在耳垂后耳根部，颞骨乳突与下颌骨下颌支后缘间凹陷处。以拇指或中指指腹着力，揉50~100次。

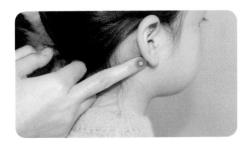

3. 推天柱骨

颈后发际正中至大椎穴成一直线。用拇指或食、中二指指腹自上向下直推，推100~300次。

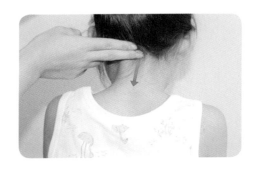

4. 揉心腧

心腧在第五胸椎棘突下，督脉旁开1.5寸处。以两手拇指或一手食、中二指指腹着力，在双侧心腧穴上揉动50~100次。

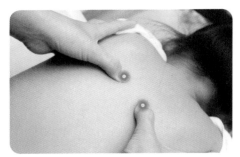

5. 揉肾腧

肾腧在第二腰椎棘突下，督脉旁开1.5寸处。以两手拇指或一手食、中二指指腹着力，在双侧肾腧穴上揉动50~100次。

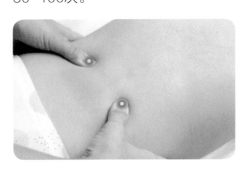

6. 按揉命门

命门穴在腰部，当后正中线上，第二腰椎棘突下凹陷处。用拇指端着力按揉100~300次。

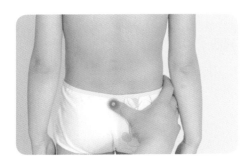

（二）脾虚型

临床
表现　近视怯远，目视易疲劳，食欲不振，神疲乏力，手足欠温，大便溏薄，舌淡红，苔薄，脉弱。

推拿
手法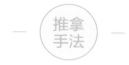

1. 揉眼眶

用双手拇指分抹上下眼眶，由内向外反复分抹3分钟左右。

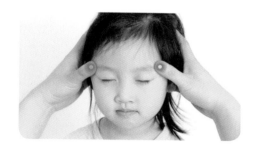

2. 提拿耳垂

用拇、食二指提拿患儿两侧耳垂，用食、中二指夹住患儿两耳，摩擦耳部3分钟。

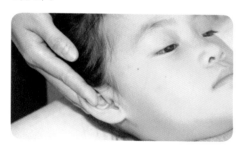

3. 揉脾腧

脾腧在第11胸椎棘突下，督脉旁开1.5寸处。以两手拇指或一手食、中二指指腹着力，在双侧脾腧穴上揉动50~100次。

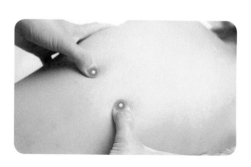

4. 揉胃腧

胃腧在第12胸椎棘突下，督脉旁开1.5寸处。以两手拇指或一手食、中二指指腹着力，在双侧胃腧穴上揉动50~100次。

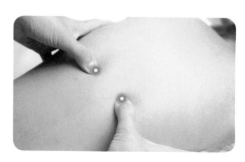

5. 推涌泉

足掌心前1/3与后2/3交界处的凹陷中。用拇指指腹着力，向足趾方向直推，推100~300次。

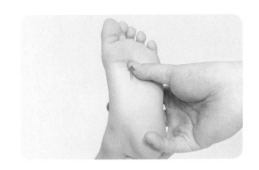

（三）肝肾亏虚型

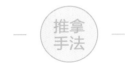

临床表现：远视力下降，常眯眼视物，目视昏暗，伴有头晕、耳鸣、夜寐多梦等。

推拿手法

1. 按揉面部

以孩子睛明穴为起点，用两手拇指指面向上按揉攒竹、印堂、鱼腰、阳白、丝竹空、太阳、百会，向下按揉承泣、四白穴，每穴1~2分钟。

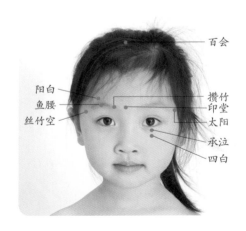

百会
阳白
鱼腰
丝竹空
攒竹
印堂
太阳
承泣
四白

2. 揉肝腧

肝腧在第九胸椎棘突下，督脉旁开1.5寸。以两手拇指或一手食、中二指指腹着力，在双侧肝腧穴上揉动50~100次。

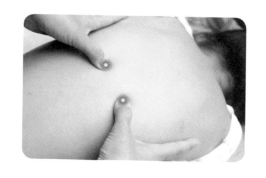

3. 揉肾腧

肾腧在第二腰椎棘突下，督脉旁开1.5寸处。以两手拇指或一手食、中二指指腹着力，在双侧肾腧穴上揉动50~100次。

4. 按命门

命门穴在腰部，当后正中线上，第二腰椎棘突下凹陷处。用拇指端着力按揉100~300次。

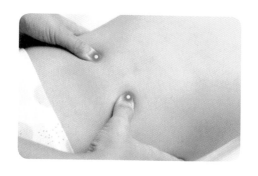

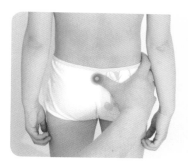

专家提示

推拿治疗近视，一般针对轻度或中度的近视，多发生于中、小学生，由于用眼不当，眼肌过度紧张，肌肉收缩，晶状体变凸，眼调节功能失常而致。

此手法不仅用于治疗，也可用于预防近视。平时可以经常给孩子做一做。

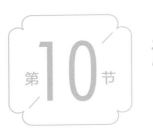

第**10**节　泄泻

　　泄泻是指有由多种原因引起，以大便次数增多，粪质稀薄或如水样为主症的一种小儿常见病，亦称消化不良。本病四季皆可发生，尤以夏秋两季为多见。发病年龄以婴幼儿为主，其中6个月~2岁的小儿发病最高。本病轻者预后良好，如治疗不及时，迁延日久，影响小儿的营养和生长发育。重症患儿还可出现脱水、酸中毒等一系列严重症状，甚至危及生命，所以家长如果发现孩子泄泻严重，应尽快前往医院就医。

（一）寒湿泻

临床表现　大便清稀多沫、色淡不臭，肠鸣腹痛，面色淡白，小便清长。

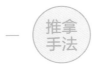

推拿手法

1. 补脾经

一手持小儿手以固定，另一手以拇指指腹旋推小儿拇指指腹，推100~500次。

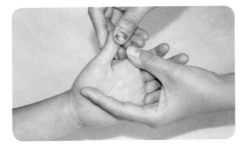

2. 推三关

一手握小儿手部，另一手拇指桡侧缘或食、中二指指面自腕横纹推向肘横纹，推100~500次。

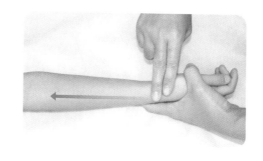

3. 补大肠经

一手持小儿手以固定，另一手以拇指指腹由小儿食指尖推向虎口，推100~500次。

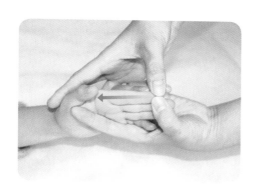

4. 揉外劳宫

外劳宫在掌背中，与内劳宫相对处。一手持小儿四指使其掌背向上，另一手拇指端揉穴处，揉100~300次。

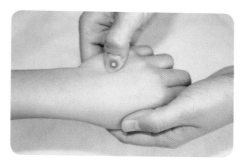

5. 揉一窝风

手背腕横纹正中凹陷处。一手握持小儿手部，另一手以中指端或拇指端按揉穴处，揉100~300次。

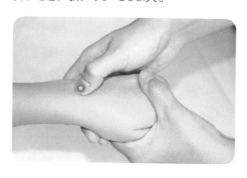

6. 揉脐

肚脐中。小儿仰卧，术者用中指端或掌根揉100~300次。

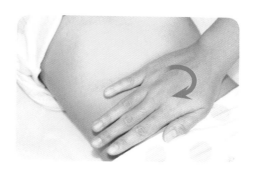

7. 拿肚角

肚角为脐下2寸旁开2寸之大筋。小儿仰卧，术者用拇、食、中三指深拿3~5次。

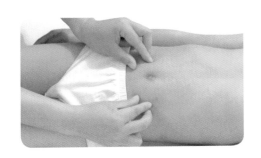

（二）湿热泻

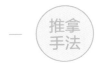 大便稀水样，或如蛋花汤样，或有黏液，或黄褐热臭，腹痛即泻，急迫暴注，身有微热，口渴，烦躁，小便短黄。

—— 推拿手法 ——

1. 清脾经

一手持小儿手以固定，另一手以拇指端自小儿拇指桡侧缘由指根向指尖方向直推，推100~500次。

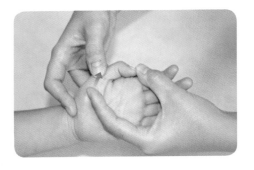

2. 清大肠经

一手持小儿手以固定，另一手以拇指指腹由小儿虎口直推向食指尖，推100~500次。

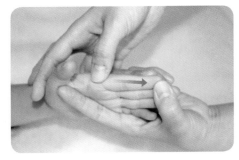

3. 退六腑

一手握小儿手腕以固定，另一手拇指或食、中二指指面自肘横纹推向腕横纹，推100~500次。

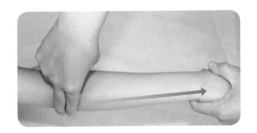

4. 揉天枢

脐旁2寸。小儿取仰卧位，术者用拇指或食、中二指按揉左右二穴各50~100次。

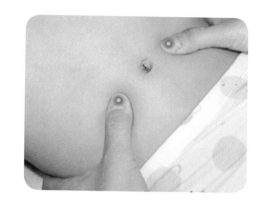

5. 揉龟尾

龟尾在尾椎骨端。以拇指端或中指端着力，在龟尾穴上揉动100~300次。

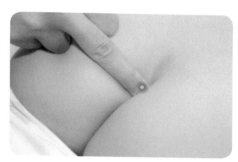

（三）伤食泻

临床表现

大便稀溏夹有奶瓣或不消化的食物残渣，腹痛胀满，泻前哭闹、泻后痛减，大便酸臭、量多，嗳气纳呆，放屁很臭。还有的孩子伴有呕吐酸馊物质。

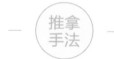

推拿手法

1. 补脾经

一手持小儿手以固定，另一手以拇指指腹旋推小儿拇指指腹，推100~500次。

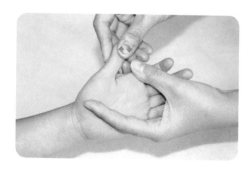

2. 运内八卦

在手掌面，以掌心为圆心，从圆心至中指根横纹约2/3处为半径，画一圆圈，此圆即为八卦穴。用拇指指腹着力在此圆圈做顺时针运法，运100~500次。

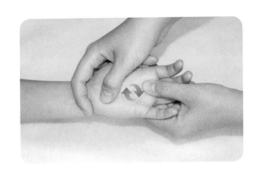

3. 揉中脘

中脘在前正中线，脐上4寸处。小儿仰卧，术者用中指端或掌根按揉中脘100~300次。

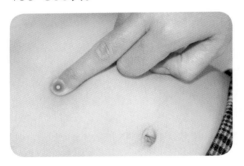

4. 摩腹

用掌面或四指摩腹5分钟。

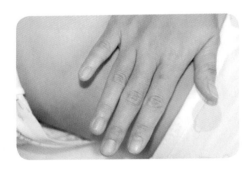

5. 揉天枢

脐旁2寸。小儿取仰卧位，术者用拇指或食、中二指按揉左右二穴各50~100次。

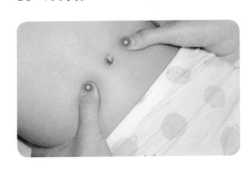

6. 揉龟尾

龟尾在尾椎骨端。以拇指端或中指端着力，在龟尾穴上揉动100~300次。

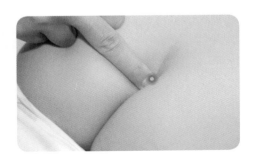

（四）脾虚泻

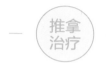

临床表现　病程较长，吃完饭就泻，反复发作，时轻时重，面色萎黄，形体消瘦，食欲不振，大便稀溏且夹有奶瓣或不消化的食物残渣。症状严重的话会损伤孩子身体，甚至出现泄泻不止、完谷不化、四肢厥冷、昏迷不醒等症状，需引起家长高度重视。

—（推拿治疗）—

1. 补脾经

一手持小儿手以固定，另一手以拇指指腹旋推小儿拇指指腹，推100~500次。

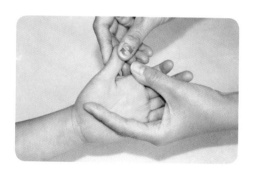

2. 补大肠经

一手持小儿手以固定，另一手以拇指指腹由小儿食指尖推向虎口，推100~500次。

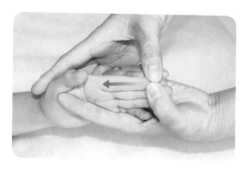

3. 推三关

一手握小儿手部，另一手拇指桡侧缘或食、中二指指面自腕横纹推向肘横纹，推100~500次。

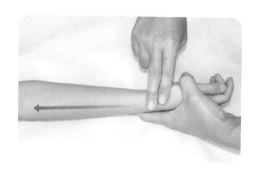

4. 摩腹

用掌面或四指摩腹5分钟。

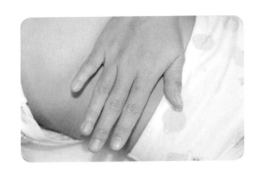

5. 揉脐

肚脐中。小儿仰卧，术者用中指端或掌根揉100~300次。

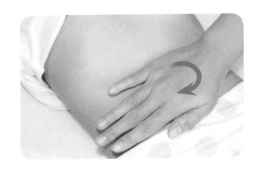

专家
提示

1．在泄泻期间，应适当控制饮食，不要给孩子吃富含膳食纤维的蔬菜和不易消化的食物。腹泻好转后逐渐恢复饮食，但也要由少到多、由稀到稠，不要一下子给孩子吃太多。

2．小宝宝要勤换尿布，保持臀部皮肤干燥，防止发生红臀。

第11节 腹痛

腹痛是小儿疾病中常见的一个症状，是腹部外科疾病主要表现之一，尤其是急腹症。许多内科疾病也经常发生腹痛，其病因十分复杂。本节主要讨论感受寒邪、乳食积滞、虫积腹中、脾胃虚寒引起的腹痛。

（一）寒痛

临床表现　腹痛突发，阵阵发作，哭闹不安，四肢发冷，大便清稀，小便清长，面色青白。

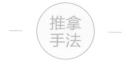

推拿手法

1. 补脾经

一手持小儿手以固定，另一手以拇指指腹旋推小儿拇指指腹，推100~500次。

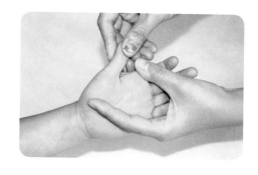

2. 揉外劳宫

外劳宫在掌背中，与内劳宫相对处。一手持小儿四指使其掌背向上，另一手拇指端揉穴处，揉100~300次。

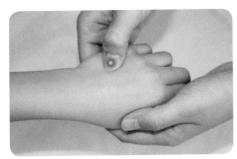

3. 揉一窝风

手背腕横纹正中凹陷处。一手握持小儿手部，另一手以拇指端或中指端按揉穴处，揉100~300次。

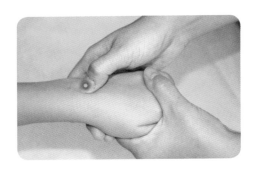

4. 推三关

一手握小儿手部，另一手拇指桡侧缘或食、中二指指面自腕横纹推向肘横纹，推100~500次。

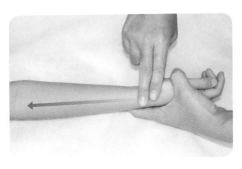

5. 摩腹

用掌面或四指摩腹5分钟。

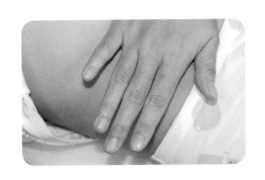

6. 拿肚角

肚角为脐下2寸旁开2寸之大筋。小儿仰卧，术者用拇、食、中三指深拿3~5次。

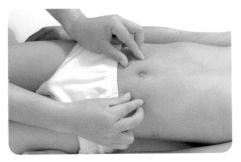

（二）伤食痛

 临床表现

腹部胀满疼痛，按之痛甚，不思饮食，时有呕吐，吐物酸腐，大便臭，夜卧不安，苔厚腻。

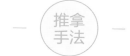 推拿手法

1. 补脾经

一手持小儿手以固定，另一手以拇指指腹旋推小儿拇指指腹，推100~500次。

2. 揉板门

手掌面大鱼际部。一手持小儿手以固定，另一手拇指端揉穴处，揉50~100次。

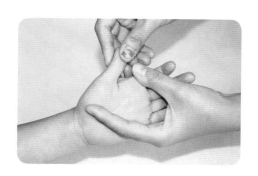

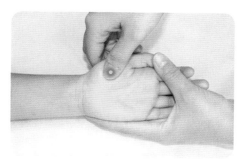

3. 清大肠经

一手持小儿手以固定，另一手以拇指指腹由小儿虎口直推向食指尖，推100~500次。

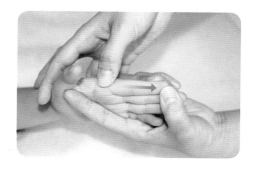

4. 摩腹

用掌面或四指摩腹5分钟。

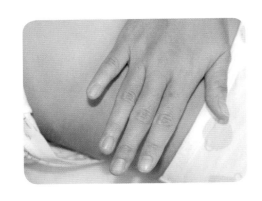

5. 分腹阴阳

以双手拇指端沿肋弓角边缘或自中脘至脐向两旁分推100~200次。

6. 拿肚角

肚角为脐下2寸旁开2寸之大筋。小儿仰卧，术者用拇、食、中三指深拿3~5次。

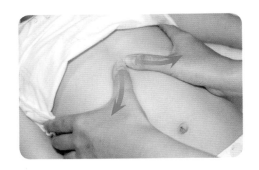

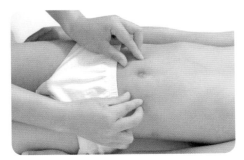

（三）虫痛

临床表现

腹痛突发，以脐周为甚，时作时休，食欲不佳，或嗜食异物，形体消瘦，有时可在腹部摸到蠕动的块状物，时隐时现；若蛔虫入胆道则疼痛加剧，伴有呕吐症状。

1. 揉一窝风

手背腕横纹正中凹陷处。一手握持小儿手部，另一手以中指端或拇指端按揉穴处，揉100~300次。

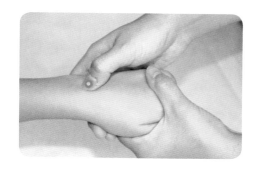

2. 揉外劳宫

外劳宫在掌背中，与内劳宫相对处。一手持小儿四指使其掌背向上，另一手拇指端揉穴处，揉100~300次。

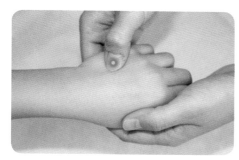

3. 推三关

一手握小儿手部，另一手拇指桡侧缘或食、中二指指面自腕横纹推向肘横纹，推100~500次。

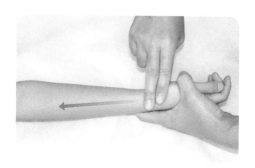

4. 摩腹

用掌面或四指摩腹5分钟。

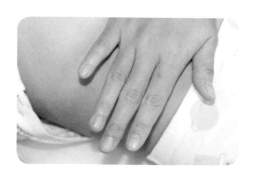

（四）虚寒痛

临床表现 腹痛绵绵，喜暖喜按，精神倦怠，面色萎黄，形体消瘦，食欲不振，大便稀溏。

1. 补脾经

一手持小儿手以固定，另一手以拇指指腹旋推小儿拇指指腹，推100~500次。

2. 补肾经

一手持小儿手以固定，另一手以拇指指腹旋推小儿小指指腹，推100~500次。

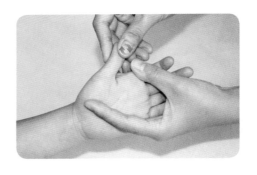

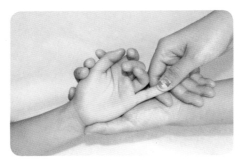

3. 推三关

一手握持小儿手部，另一手以拇指桡侧缘或食、中二指指面沿小儿前臂桡侧缘自腕横纹推向肘横纹，推100~300次。

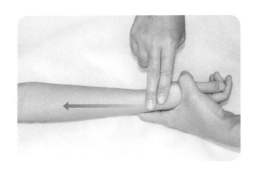

4. 揉中脘

中脘在前正中线，脐上4寸处。小儿仰卧，术者用中指端或掌根按揉中脘100~300次。

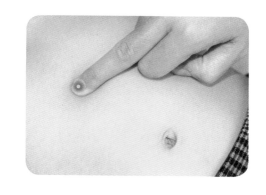

5. 揉脐

肚脐中。小儿仰卧，术者用中指端或掌根揉100~300次。

6. 按揉足三里

外膝眼下3寸，距胫骨前嵴约一横指处。以拇指端或指腹着力，稍用力按揉20~100次。

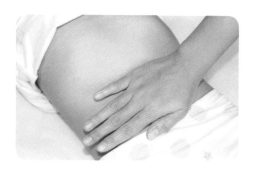

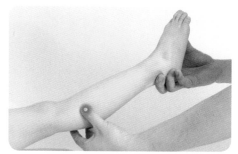

专家提示

1. 推拿治疗小儿腹痛效果明显，但需明确诊断，排除非适应证。
2. 急腹症引起的腹痛应及时采取其他治疗方法，以免延误病情。
3. 部分内科性腹痛，除推拿治疗外，配合药物治疗效果更好。
4. 虫积腹痛者，推拿止痛后，应以驱虫药根治。

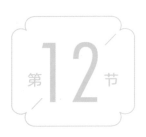

第12节 积滞

积滞是指小儿伤于乳食，积滞停留体内不消化形成的一种脾胃病症，也是消化不良的一种表现。一年四季均可发病，夏秋季节发病率略高，任何年龄段儿童都可患此病，但以婴幼儿为多见。积滞在临床上主要表现为不思乳食，食而不化，呕吐酸腐乳食，大便不调，腹部胀满，形体瘦弱等。

（一）乳食内积型

临床表现 乳食内积肠胃，不能运化，脘腹胀满，烦闹啼哭，睡眠不宁，嗳气酸腐，小便黄或如米泔，大便气味臭秽。治疗以消食导滞和中为宜。

推拿手法

1. 清大肠经

一手持小儿手以固定，另一手以拇指指腹由小儿虎口直推向食指尖，推100~500次。

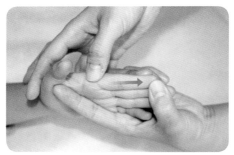

2. 清脾经

一手持小儿手以固定，另一手以拇指端自小儿拇指桡侧缘由指根向指尖方向直推，推100~500次。

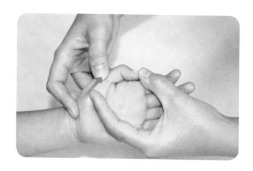

3. 摩腹

用掌面或四指摩腹5分钟。

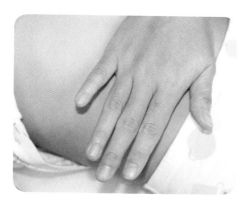

4. 揉中脘

中脘在前正中线，脐上4寸处。小儿仰卧，术者用中指端或掌根按揉中脘100~300次。

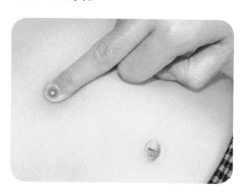

5. 揉天枢

脐旁2寸。小儿取仰卧位，术者用拇指或食、中二指按揉左右二穴各50~100次。

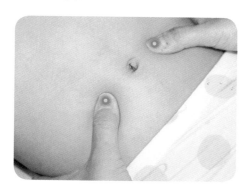

6. 捏脊

两手拇指伸直前按，用食指中指桡侧缘顶住小儿皮肤，拇、食二指同时用力提拿肌肤，从尾骨尖端开始沿脊柱自下而上直到第七颈椎棘突下的大椎穴两侧，双手交替捻动向前推行，捏3~5次。

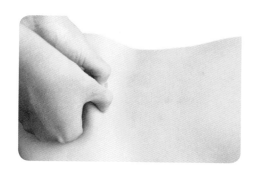

（二）脾虚夹积型

临床
表现

面色萎黄，形体消瘦，困倦乏力，不思乳食，食则饱胀，腹满喜按，呕吐酸馊乳食，大便溏薄酸臭或夹食物残渣，夜卧不安，唇舌色淡，舌苔白腻，指纹淡紫。治疗以泻法中蕴补法，健脾助运消积。

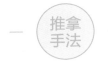

1. 补脾经

一手持小儿手以固定，另一手以拇指指腹旋推小儿拇指指腹，推100~500次。

2. 清胃经

一手持小儿手以固定，另一手以拇指端自小儿大鱼际桡侧缘从掌根向拇指根方向直推，推100~500次。

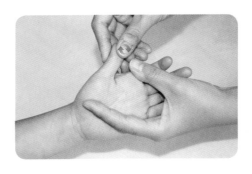

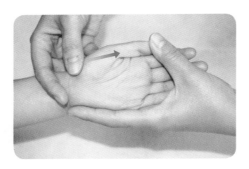

3. 运内八卦

在手掌面，以掌心为圆心，从圆心至中指根横纹约2/3处为半径，画一圆圈，此圆即为八卦穴。用拇指指腹着力在此圆圈做顺时针运法，运100~500次。

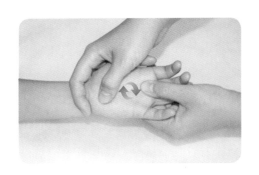

4. 揉板门

手掌面大鱼际部。一手持小儿手部以固定，另一手拇指端揉穴处，揉50~100次。

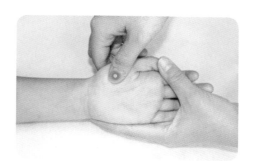

5. 按揉足三里

外膝眼下3寸，距胫骨前嵴约一横指处。以拇指端或指腹着力，稍用力按揉20~100次。

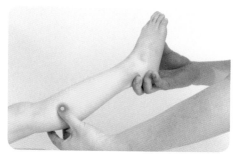

6. 推下七节骨

从第四腰椎至尾椎骨端成一直线。用拇指指腹桡侧或食、中二指指腹着力，自上向下直推，推100~300次。

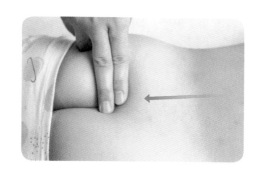

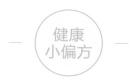

健康
小偏方

○ **健脾消食锅巴粥**：南方很多地方有吃"锅巴粥"的习俗，就是用煮饭留下的锅巴加上米汤煮成粥，饭后喝一碗，养胃健脾效果非常好。小孩子经常喝锅巴粥，能够促进消化，预防积食。米汤一直被称为"米油"，补气的效果特别好，是健脾益气的良药。锅巴性温燥，味甘、苦，归脾、胃，有厚肠胃、助消化的功效。焦黄的锅巴最好，但注意不要吃烧煳的锅巴，烧煳的锅巴含有致癌物，不宜食用。

○ 白萝卜粥：白萝卜100克，洗净切丁，和大米同煮成粥，加红糖食用。用于辅治小儿消化不良、腹胀。

— 常用小儿中成药 —

○ 健脾糕片：药物组成有党参、茯苓、山药、莲子、白扁豆（炒）、薏苡仁（炒）、白术（炒）、陈皮、冬瓜子（炒）、鸡内金、甘草（蜜炙）等。开胃健脾，用于脾胃虚弱导致的厌食等症。

○ 健儿乐颗粒：药物组成有山楂、白芍、竹叶卷心、甜叶菊、钩藤、鸡内金等。健脾消食，清心安神。主治脾失健运，心肝热盛所致厌食、夜啼，症见纳呆食少，消化不良，夜惊夜啼，夜眠不宁。

专家
提示

　　1.纠正不良饮食习惯。定时进餐，饭前勿吃零食和糖果，荤、素、粗、细粮合理搭配，不挑食、不偏食，少食生冷、肥甘厚味之物。饭前、饭后勿大量饮水或饮料。

　　2.切勿在进食时训斥、打骂小儿。营造良好进食环境，增强小儿食欲。

第13节 便秘

便秘是指不能按时排便，或大便坚硬干燥，欲解大便而排时不爽，坚涩难于排出。便秘是一个症状，并非一种疾病，除先天性巨结肠以外，便秘在婴幼儿比较少见，相对多见于幼儿和儿童。便秘可单独出现，有时继发于其他疾病。

单独出现的便秘多为习惯性便秘，与体质弱、饮食习惯不良、生活不规律有关。突然改变生活环境，过食辛辣香燥，可发生一时性便秘。便秘通常分为实秘、虚秘两类，实秘多因燥结气滞，虚秘多因气血虚弱、津液不足。

（一）实秘

临床表现 大便干结如羊屎状，排出困难，烦热口臭，面赤身热，腹胀痛，胸胁痞满，纳食减少，口干唇燥，小便短赤，苔黄或燥，脉弦滑，指纹色紫。

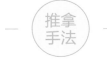

推拿手法

1. 清大肠经

一手持小儿手以固定，另一手以拇指指腹由小儿虎口直推向食指尖，推100~500次。

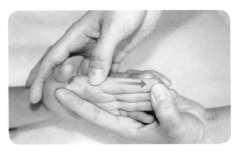

2. 退六腑

一手握小儿手腕以固定，另一手拇指或食、中二指指面自肘横纹推向腕横纹，推100~500次。

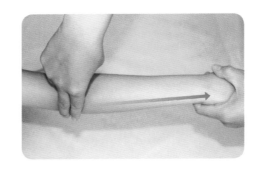

3. 运内八卦

在手掌面，以掌心为圆心，从圆心至中指根横纹约2/3处为半径，画一圆圈，此圆即为八卦穴。用拇指指腹着力在此圆圈做顺时针运法，运100~500次。

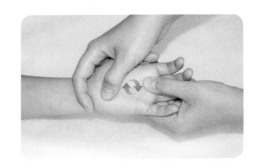

4. 摩腹

用掌面或四指摩腹5分钟。

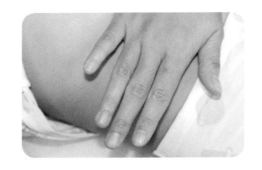

5. 揉天枢

脐旁2寸。小儿取仰卧位，术者用拇指或食、中二指按揉左右二穴各50~100次。

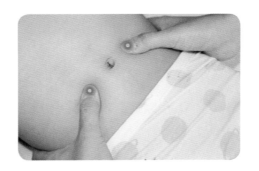

6. 推下七节骨

从第四腰椎至尾椎骨端成一直线。用拇指指腹桡侧或食、中二指指腹着力自上向下直推，推100~300次。

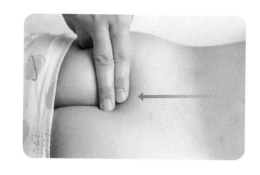

（二）虚秘

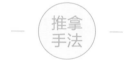

临床表现　大便秘结或不甚干燥，时有便意，努挣难下，排便时间长，面色无华，形瘦乏力，神疲气怯，舌淡苔薄，指纹色淡。

推拿手法

1. 补脾经

一手持小儿手以固定，另一手以拇指指腹旋推小儿拇指指腹，推100~500次。

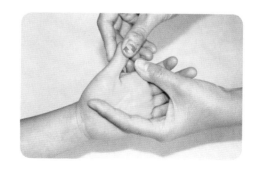

2. 揉二马

手背无名指及小指掌指关节后凹陷中。以拇指端揉穴处100~500次。

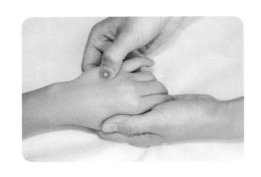

3. 清大肠经

一手持小儿手以固定，另一手以拇指指腹由小儿虎口直推向食指尖，推100~500次。

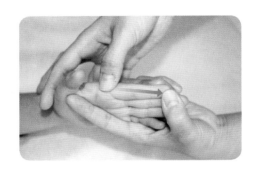

4. 推三关

一手握小儿手部，另一手拇指桡侧缘或食、中二指指面自腕横纹推向肘横纹，推100~500次。

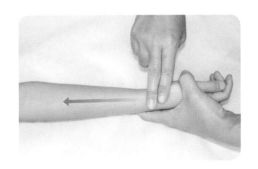

5. 揉肾腧

肾腧在第二腰椎棘突下，督脉旁开1.5寸处。以两手拇指或一手食、中二指指腹着力，在双侧肾腧穴上揉动50~100次。

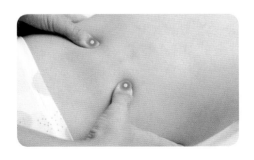

6. 捏脊

两手拇指伸直前按，食指中节桡侧缘顶住小儿脊柱部皮肤，拇、食二指同时用力提拿肌肤，从尾骨尖端开始沿脊柱自下而上直到第七颈椎棘突下的大椎穴两侧，双手交替捻动向前推行，捏3~5次。

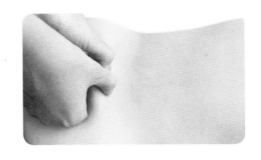

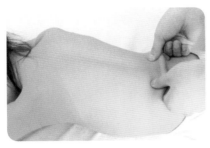

捏脊1

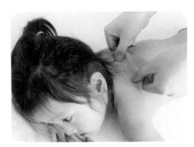

捏脊2

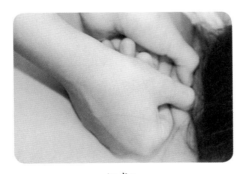

捏脊3

专家提示

1．推拿治疗单纯性便秘疗效颇佳。虚秘配合内服中药效果更好。

2．合理膳食，注意添加富含膳食纤维的食物；生活有规律，养成定时排便习惯。

3．轻型先天性巨结肠引起的便秘，推拿治疗有一定疗效。

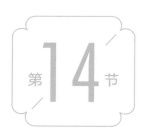

第14节 肥胖

小儿肥胖症是一种小儿体内脂肪异常堆积，体重超过正常标准的慢性营养代谢性疾病，已成为当前儿童患病率极高的慢性疾病之一。小儿"脾常不足"，容易出现运化功能失调，加之饥饱不知自调，嗜食肥甘厚味之品，易致脾失健运，痰湿内生，聚而为脂为膏，引起肥胖。

（一）脾虚湿阻型

临床表现

形体肥胖均匀，面浮肢肿，皮肤松弛，头重如裹，肢体困重，疲乏无力，喜静少动，尿少纳差，脘腹胀满，舌苔腻，脉濡，指纹色淡。

— 推拿手法 —

1. 补脾经

一手持小儿手以固定，另一手以拇指指腹旋推小儿拇指指腹，推100~500次。

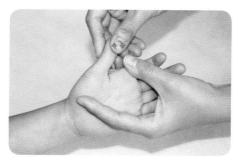

2. 揉板门

手掌面大鱼际部。一手持小儿手部以固定，另一手拇指端揉穴处，揉50~100次。

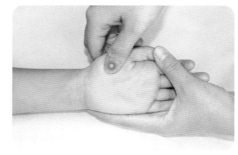

3. 掐揉四横纹

一手持小儿手掌，另一手拇指与中指或食指指面相对，在穴位上掐揉10~20次。

4. 揉中脘

中脘在前正中线，脐上4寸处。小儿仰卧，术者用中指端或掌根按揉中脘100~300次。

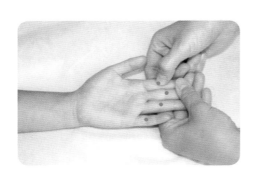

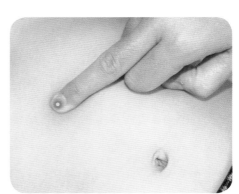

（二）胃热湿阻型

临床表现

以上半身肥胖为主，头胀头昏，身热多汗，消谷善饥，口臭口苦，口渴喜饮，舌红，苔黄腻，脉滑数，指纹红而滞。

1. 清脾经

一手持小儿手以固定，另一手以拇指端自小儿拇指桡侧缘由指根向指尖方向直推，推100~500次。

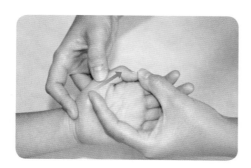

2. 清心经

一手持小儿中指以固定，另一手以拇指端沿小儿整个中指掌面自指根推向指尖，推100~500次。

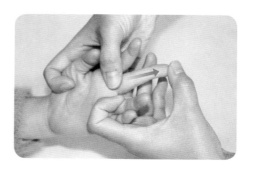

3. 清大肠经

一手持小儿手以固定，另一手以拇指指腹由小儿虎口直推向食指尖，推100~500次。

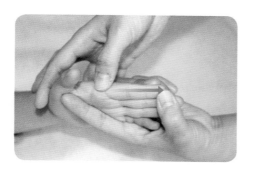

4. 掐揉四横纹

一手持患儿手掌，另一手拇指与中指或食指指面相对，在穴位上掐揉10~20次。

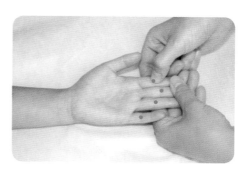

5. 退六腑

一手握小儿手腕以固定，另一手拇指或食、中二指指面自肘横纹推向腕横纹，推100~500次。

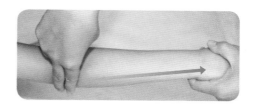

（三）脾肾两虚型

临床表现 以下半身肥胖为主，下肢肿胀，腿重无力，腰酸腿软，小腹胀坠，阴囊潮湿冷缩，舌淡胖嫩，苔薄，脉沉细无力，指纹色淡。

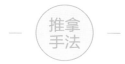

1. 补脾经

一手持小儿手以固定，另一手以拇指指腹旋推小儿拇指指腹，推100~500次。

2. 补肾经

一手持小儿手以固定，另一手以拇指指腹旋推小儿小指指腹，推100~500次。

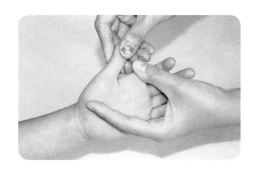

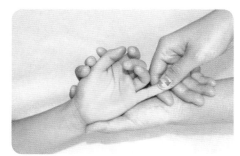

3. 运土入水

一手持患儿手掌，另一手拇指指面从小儿拇指根部沿大鱼际经小天心推运至小指根部，运100~300次。

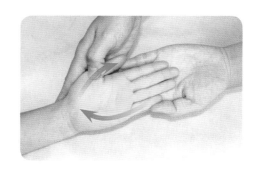

4. 推三关

一手握小儿手部，另一手拇指桡侧缘或食、中二指指面自腕横纹推向肘横纹，推100~500次。

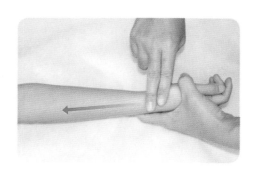

5. 摩腹

用掌面或四指摩腹5分钟。

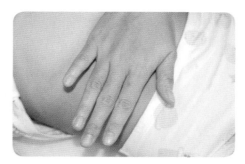

6. 按揉足三里

外膝眼下3寸，距胫骨前嵴约一横指处。以拇指端或指腹着力，稍用力按揉20~100次。

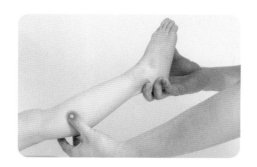

专家提示

小儿肥胖与不良的饮食及生活方式密切相关。体重比同龄孩子增多明显时，一定要引起重视，以免发生肥胖症。

第15节　遗尿

　　遗尿是指5周岁以上小儿在睡眠中小便自遗，醒后方觉的一种疾病，又称"尿床"。本病有原发和继发之分，临床以前者为多见。3岁以下小儿，肾气未盛，脑髓先充，智力未全，排尿控制能力尚未健全；学龄期儿童因白天贪玩，精神疲劳，夜间熟睡，偶发尿床，这些都不属病态。

　　遗尿多自幼得病，也有在儿童期发生，可为一时性，也有持续数月后消失，而后又反复者，有的可持续到性成熟时才消失。遗尿若长期不愈，会影响儿童的身心健康、智力及体格发育。

（一）脾肺气虚型

临床表现　睡中遗尿，尿频量少，神疲乏力，面色萎黄，形体消瘦，食欲不振。

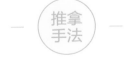

推拿手法

1. 补脾经

一手持小儿手以固定，另一手以拇指指腹旋推小儿拇指指腹，推100~500次。

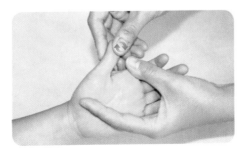

2. 补肺经

一手持小儿无名指以固定，另一手以拇指指腹旋推小儿无名指指腹100~500次。

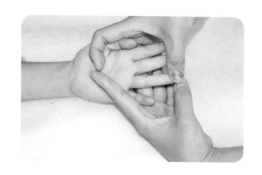

3. 推三关

一手握小儿手部，另一手拇指桡侧缘或食、中二指指面自腕横纹推向肘横纹，推100~500次。

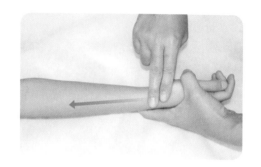

4. 揉百会

百会在两耳尖连线与头顶正中线的交点处。用拇指端揉100~200次。

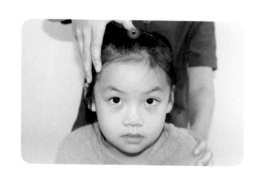

（二）肾虚型

临床表现　表情呆板，反应迟钝，畏寒，腰腿软弱无力，小便色清量多。

推拿
手法

1. 补肾经

一手持小儿手以固定，另一手以拇指指腹旋推小儿小指指腹，推100~500次。

2. 摩丹田

丹田在下腹部，脐下2寸与3寸间。用食、中、无名指三指着力，摩100~500次。

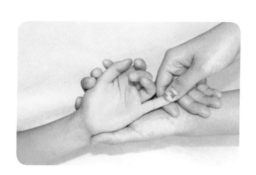

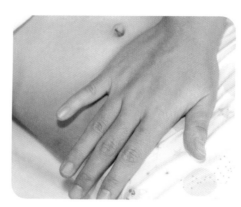

3. 揉肾腧

肾腧在第二腰椎棘突下，督脉旁开1.5寸处。以两手拇指或一手食、中二指指腹着力，在双侧肾腧穴上揉动50~100次。

4. 按揉命门

命门穴在腰部，当后正中线上，第二腰椎棘突下凹陷处。用拇指端着力按揉100~300次。

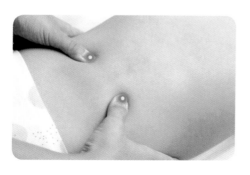

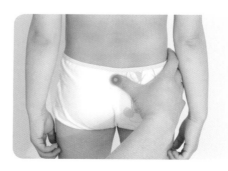

1. 灸关元：关元穴位于脐下3寸（食指、中指、无名指和小指并拢的宽度为3寸），用艾灸条灸此处，灸10~15分钟。

2. 灸百会：百会在两耳尖连线与头顶正中线的交点处，用艾灸条灸此处，灸10~15分钟。

（三）肝经郁热型

临床表现

睡眠中遗尿，尿量不多、气味腥燥、色黄，平素性情急躁，面红，舌红苔黄，脉数。

—— 推拿手法 ——

1. 清肝经

一手持小儿食指以固定，另一手以拇指端沿整个食指掌面自指根推向指尖，推100~500次。

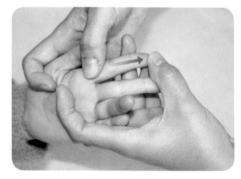

2. 清心经

一手持小儿中指以固定，另一手以拇指端沿小儿整个中指掌面自指根推向指尖，推100~500次。

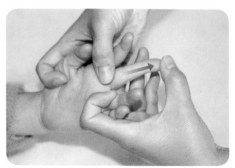

3. 清小肠经

小指尺侧缘，自指尖到指根成一直线。一手持小儿小指以固定，另一手用拇指指腹自小儿指根推向指尖，推100~500次。

4. 捣小天心

大小鱼际交接处凹陷中。一手持小儿四指以固定，另一手用中指尖或屈曲的指间关节捣10~30次。

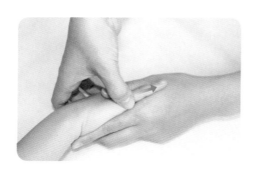 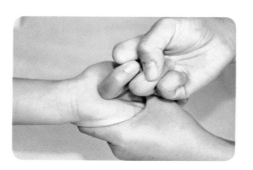

专家提示

夜间入睡后，家长要定时叫醒小儿起床排尿，建立合理的生活制度，养成按时排尿习惯。

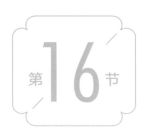

第**16**节 脱肛

脱肛是指肛管、直肠向外翻出而脱垂于肛门外，是幼儿时期一种常见病症。一般在1岁前罕见，多见于2~4岁，随年龄增长多可自愈。

脱肛可分为黏膜脱垂型、完全脱垂型和盆结肠套叠脱垂型三型。临床常见的黏膜脱垂型，是肛管或肛管直肠的黏膜与肌层分离，向下移位，脱出于肛门之外，此型是小儿特有的病症。

（一）气虚型

 临床表现　肛门直肠脱出不收，肿痛不甚，兼有面色㿠白或萎黄，形体消瘦，精神萎靡，舌淡苔薄，指纹色淡。

 推拿手法

1. 揉百会

百会在两耳尖连线与头顶正中线的交点处。用拇指端揉100~200次。

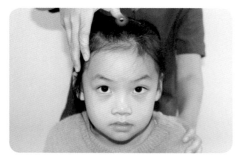

2. 补脾经

一手持小儿手以固定，另一手以拇指指腹旋推小儿拇指指腹，推100~500次。

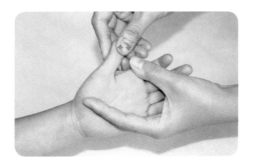

3. 补肺经

一手持小儿无名指以固定，另一手以拇指指腹旋推小儿无名指指腹100~500次。

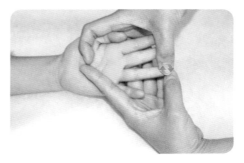

4. 补大肠经

一手持小儿手以固定，另一手以拇指指腹由小儿食指尖推向虎口，推100~500次。

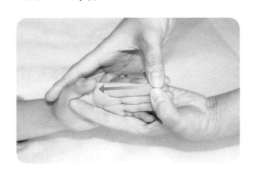

5. 推三关

一手握小儿手部，另一手拇指桡侧缘或食、中二指指面自腕横纹推向肘横纹，推100~500次。

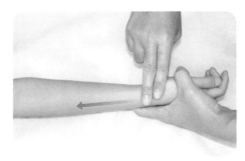

6. 揉龟尾

龟尾在尾椎骨端。以拇指端或中指端着力，在龟尾穴上揉100~300次。

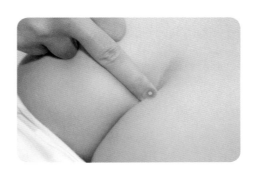

7. 捏脊

两手拇指伸直前按，用食指中节桡侧缘顶住小儿脊柱部皮肤，拇、食二指同时用力提拿肌肤，从尾骨尖端开始沿脊柱自下而上直到第七颈椎棘突下的大椎穴两侧，双手交替捻动向前推行，捏3~5次。

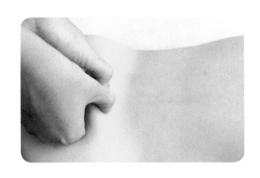

（二）实热型

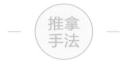

临床表现 肛门直肠脱出，红肿刺痛、瘙痒，兼有口干苔黄，大便干结，小便短赤，指纹色紫。

推拿手法

1. 清脾经

一手持小儿手以固定，另一手以拇指端自小儿拇指桡侧缘由指根向指尖方向直推，推100~500次。

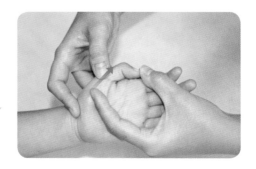

2. 清大肠经

一手持小儿手以固定，另一手以拇指指腹由小儿虎口直推向食指尖，推100~500次。

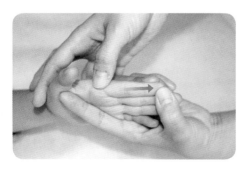

3. 清小肠经

小指尺侧缘，自指尖到指根成一直线。一手持小儿小指以固定，另一手用拇指指腹自小儿指根推向指尖，推100~500次。

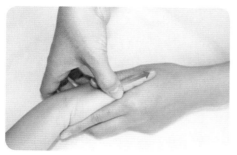

4. 退六腑

一手握小儿手腕以固定，另一手拇指或食、中二指指面自肘横纹推向腕横纹，推100~500次。

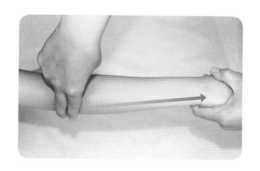

5. 揉天枢

脐旁2寸。小儿取仰卧位，术者用拇指或食、中二指按揉左右二穴各50~100次。

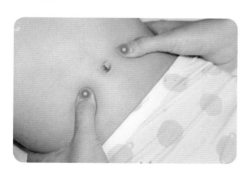

6. 推下七节骨

从第四腰椎至尾椎骨端成一直线。用拇指指腹桡侧或食、中二指指腹着力自上向下直推，推100~300次。

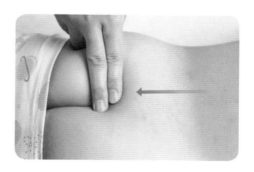

7. 揉龟尾

龟尾在尾椎骨端。以拇指端或中指端着力，在龟尾穴上揉动100~300次。

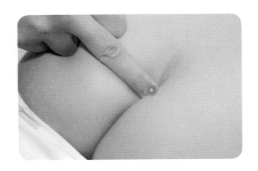

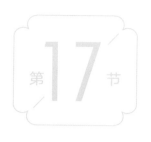

小儿肌性斜颈

小儿肌性斜颈，又称先天性畸形斜颈，俗称歪头。是指一侧胸锁乳突肌纤维挛缩而引起的颈部偏斜。小儿斜颈除极个别因颈椎畸形引起的骨性斜颈、视力障碍导致姿势性斜颈和颈部肌肉麻痹导致的神经性斜颈外，一般是指一侧胸锁乳突肌发生纤维挛缩导致的肌性斜颈。本病早期发现，及时治疗，效果较好。如果婴幼儿期未合理治疗，随年龄增长畸形加重，其疗效也随之降低，给患儿身心健康带来不良影响。

 临床表现

患儿头歪向患侧，颈前倾，颜面旋向健侧，颈部向患侧活动受限。治疗原则为局部舒筋活血，软坚消肿为主。

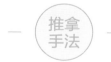 推拿手法

1. 揉胸锁乳突肌

患儿取仰卧位，家长用拇、食二指指腹在小儿患侧胸锁乳突肌揉捏3~5分钟。

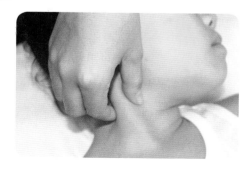

2. 提拿胸锁乳突肌

提捏、拿捻患侧胸锁乳突肌3~5次，以松解粘连。

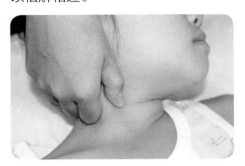

3. 按捏肩部

轻轻按捏患侧肩部1~2分钟。

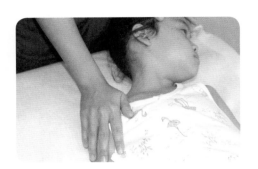

专家提示

　　以上手法是家长在家中为患儿做的辅助性推拿，可以舒筋活血，改善局部血运供给，缓解肌肉痉挛，松解粘连，促使肿物消散；伸展扳拉患侧胸锁乳突肌，使两侧肌力平衡，纠正畸形，改善和恢复颈部活动功能。

注意事项

1. 早期诊断、治疗十分重要。一般小儿初生10天后就可以用推拿手法治疗。每天早晚各1次，每次15~20分钟，疗程1~6个月。
2. 家长可在日常生活中采用与头面畸形相反方向的活动加以纠正，如喂奶、睡眠或用玩具吸引小儿向患侧旋转等，用于纠正姿势。

第18节 夜啼

夜啼是指婴儿入夜则啼哭不安，或每夜定时啼哭，甚则通宵达旦，而白天如常为临床特征的病症。民间俗称夜啼宝宝为"夜啼郎"。本病多见于小婴儿，一般预后良好。如长期夜啼不及时治疗，会影响小儿正常生长发育。

夜啼原因很多，大致可分为脾寒、心热、伤食、惊吓四类。此外，若因口疮、发热等疾病引起的夜啼，应积极治疗主要病症。至于因衣被过暖过寒或因饥渴等引起者，及时处理诱发因素后，啼哭可停止，不必治疗。

夜啼的治疗原则以温脾，清心，镇惊安神为主。

（一）脾寒啼

 临床表现 婴儿先天禀赋不足，出生后体质虚弱，怕冷；护理不当导致腹部受寒，气机不利，腹痛绵绵导致夜啼不止。

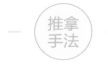 推拿手法

1. 揉百会

百会在两耳尖连线与头顶正中线的交点处。用拇指端揉100~200次。

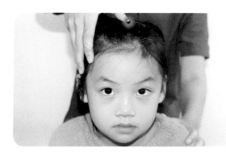

2. 补脾经

一手持小儿手以固定，另一手以拇指指腹旋推小儿拇指指腹，推100~500次。

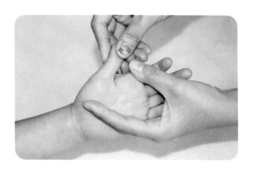

3. 揉小天心

大小鱼际交接处凹陷中。一手持小儿四指以固定，使其掌心向上，另一手拇指端或中指端着力，揉100~150次。

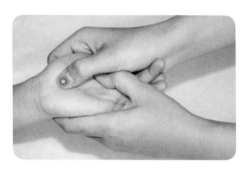

4. 揉外劳宫

外劳宫在掌背中，与内劳宫相对处。一手持小儿四指使其掌背向上，另一手拇指端揉穴处，揉100~300次。

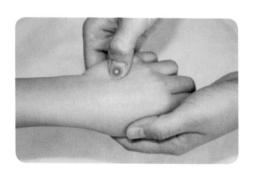

5. 推三关

一手握小儿手部，另一手拇指桡侧缘或食、中二指指面自腕横纹推向肘横纹，推100~500次。

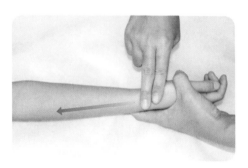

6. 揉脐

肚脐中。小儿仰卧，术者用中指端或掌根揉100~300次。

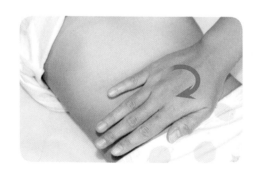

（二）心热啼

临床表现　出生后蕴有胎热，热盛则心烦而多啼，夜寝不安。

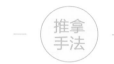
推拿手法

1. 清心经

一手持小儿中指以固定，另一手以拇指端沿小儿整个中指掌面自指根推向指尖，推100~500次。

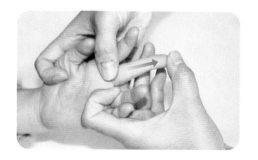

2. 揉内劳宫

掌心中，屈指时中指端与无名指端之间中点。一手持小儿手部以固定，另一手以拇指端或中指端揉100~300次。

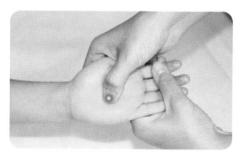

3. 清天河水

一手握小儿手部，另一手食、中二指指面自腕横纹推向肘横纹，推100~500次。

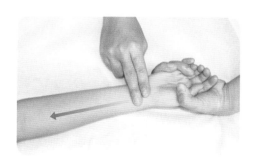

4. 掐揉五指节

五指节是指掌背五指近侧指间关节。一手握小儿手部，使掌心向下，另一手拇指指甲由拇指依次掐之，掐3~5次，然后再揉30~50次。

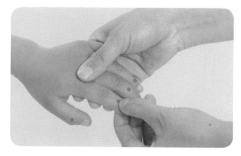

5. 捣小天心

大小鱼际交接处凹陷中。一手持小儿四指以固定，另一手用中指尖或屈曲的指间关节捣10~30次。

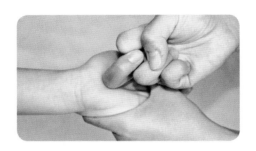

6. 推脊

脊柱在后正中线上，自第一胸椎至尾椎端成一直线。手指并拢，食、中、无名三指着力自下而上直推，推100~300次。

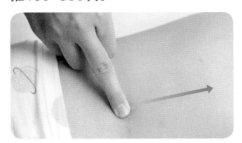

（三）伤食啼

临床表现　喂养不当，乳食积滞。胃不和则卧不宁，故夜间时时啼哭。

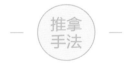

推拿手法

1. 补脾经

一手持小儿手以固定，另一手以拇指指腹旋推小儿拇指指腹，推100~500次。

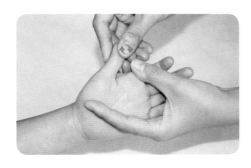

2. 揉板门

手掌面大鱼际部。一手持小儿手部以固定，另一手拇指端揉穴处，揉50~100次。

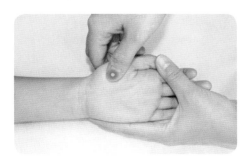

3. 清肝经

一手持小儿食指以固定，另一手以拇指端沿整个食指掌面自指根推向指尖，推100~500次。

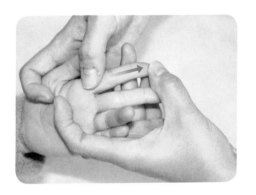

4. 运内八卦

在手掌面，以掌心为圆心，从圆心至中指根横纹约2/3处为半径，画一圆圈，此圆即为八卦穴。用拇指指腹着力在此圆圈做顺时针运法，运100~500次。

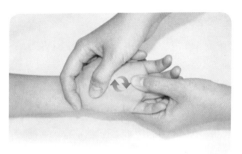

5. 分腹阴阳

以双手拇指端沿肋弓角边缘，或自中脘至脐向两旁分推100~200次。

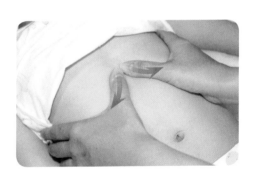

6. 揉中脘

中脘在前正中线上，脐上4寸处。小儿仰卧，术者用中指端或掌根按揉中脘100~300次。

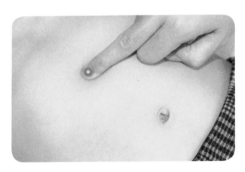

7. 推下七节骨

从第四腰椎至尾椎骨端成一直线。用拇指指腹桡侧或食、中二指指腹着力，自上向下直推，推100~300次。

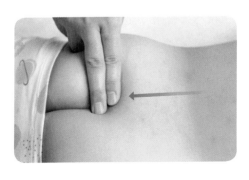

（四）惊吓啼

临床
表现 小儿脏气娇嫩，神气怯弱，被异物或声响刺激导致神志不安，夜间时时啼哭。

推拿
手法

1. 清肝经

一手持小儿食指以固定，另一手以拇指端沿整个食指掌面自指根推向指尖，推100~500次。

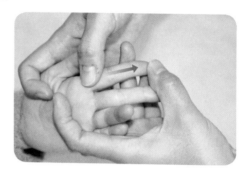

2. 清心经

一手持小儿中指以固定，另一手以拇指端沿小儿整个中指掌面自指根推向指尖，推100~500次。

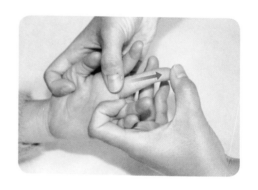

3. 清补脾经

拇指指腹，或拇指桡侧缘由指尖到指根成一直线。一手持小儿手以固定，另一手拇指桡侧由拇指尖到指根来回推，推100~500次。

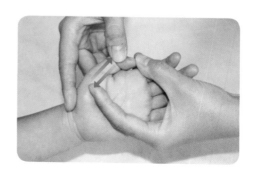

4. 掐揉小天心

小天心在大小鱼际交接处凹陷中。一手持小儿四指以固定，另一手用拇指指甲掐3~5次，再用拇指端或中指端揉100~150次。

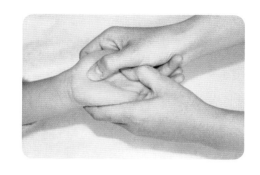

5. 掐揉五指节

五指节是指掌背五指近侧指间关节。一手握小儿手部，使掌心向下，另一手拇指指甲由拇指依次掐之，掐3~5次，然后再揉30~50次。

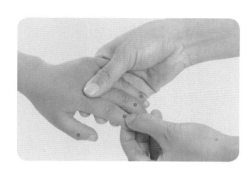

专家提示

1. 加强新生儿护理，注意保暖，温度适宜，及时换尿布。
2. 保持环境安静，养成良好睡眠习惯。
3. 合理喂养，以满足宝宝生长发育需要为原则，不要过度喂养。
4. 乳母不宜过食辛辣厚味和寒凉之品。

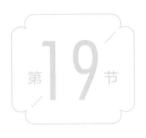

第 **19** 节　佝偻病

佝偻病俗称软骨病，是婴幼儿时期一种慢性营养缺乏症，多见于2岁以下的小儿，孩子多有户外活动少、人工喂养未及时添加富含维生素D辅食史等。临床表现为骨骼生长发育障碍、肌肉松弛、易惊、多汗等，严重者可发生骨骼畸形。

（一）脾胃虚弱型

临床
表现

面色少华，发稀色黄，枕部脱发，头颅骨软，囟门迟闭，神情呆滞或烦躁，夜卧不安，头颈多汗，胃纳不佳，肌肉松软，四肢无力，头颈不能挺立，消瘦或虚胖，腹部膨大，大便溏薄，舌质淡白，脉软无力。

推拿
手法

1. 补脾经

一手持小儿手以固定，另一手以拇指指腹旋推小儿拇指指腹，推100~500次。

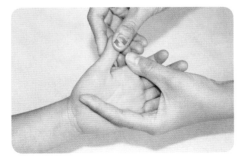

2. 补胃经

一手持小儿手以固定，另一手以拇指指腹旋推小儿拇指掌面近掌端第一节，推100~500次。

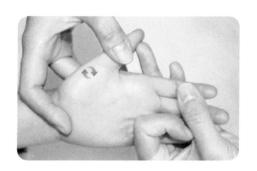

3. 运水入土

一手握住小儿食、中、无名指、小指四指，使掌面向上，另一手拇指外侧缘着力，自小儿肾水推起，沿手掌边缘经掌横纹、小天心推运至拇指端脾土止。

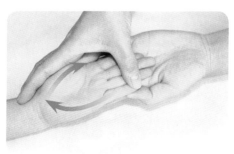

4. 运内八卦

在手掌面，以掌心为圆心，从圆心至中指根横纹约2/3处为半径，画一圆圈，此圆即为八卦穴。用拇指指腹着力在此圆圈做顺时针运法，运100~500次。

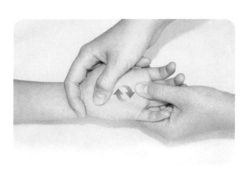

5. 推三关

一手握小儿手部，另一手拇指桡侧缘或食、中二指指面自腕横纹推向肘横纹，推100~500次。

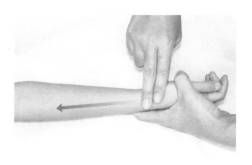

6. 揉脾腧

脾腧在第11胸椎棘突下，督脉旁开1.5寸处。以两手拇指或一手食、中二指指腹着力，在双侧脾腧穴上揉动50~100次。

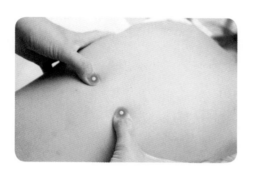

7. 揉胃腧

胃腧在第12胸椎棘突下，督脉旁开1.5寸处。以两手拇指或一手食、中二指指腹着力，在双侧胃腧穴上揉动50~100次。

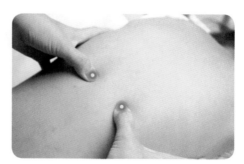

8. 按揉足三里

外膝眼下3寸，距胫骨前嵴约一横指处。以拇指端或指腹着力，稍用力按揉20~100次。

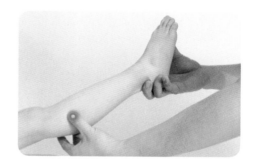

（二）肾气不足型

临床表现　面色无华，神情淡漠，毛发稀少甚至秃发，头颅方大，囟门迟闭，肢软乏力，虚烦多汗，夜啼易惊，出牙、坐立、行走较迟，或肋骨串珠、鸡胸、龟背，或下肢O形或X形，脊柱后突或侧弯等，舌淡苔薄，脉迟无力，指纹淡。

1. 揉百会

百会在两耳尖连线与头顶正中线的交点处。用拇指端揉100~200次。

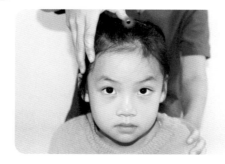

2. 补肺经

一手持小儿无名指以固定，另一手以拇指指腹旋推小儿无名指指腹，推100~500次。

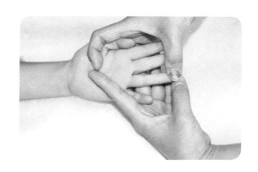

3. 补肾经

一手持小儿手以固定，另一手以拇指指腹旋推小儿小指指腹，推100~500次。

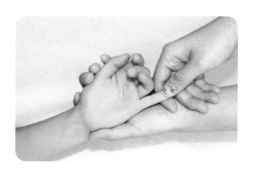

4. 补脾经

一手持小儿手以固定，另一手以拇指指腹旋推小儿拇指指腹，推100~500次。

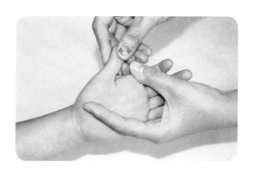

5. 推三关

一手握小儿手部，另一手拇指桡侧缘
或食、中二指指面自腕横纹推向肘横
纹，推100~500次。

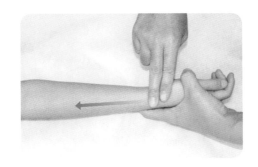

6. 揉肾腧

肾腧在第二腰椎棘突下，督脉旁开
1.5寸处。以两手拇指或一手食、中
二指指腹着力，在双侧肾腧穴上揉动
50~100次。

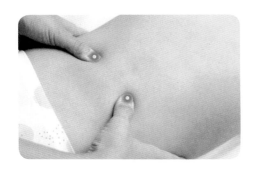

注意事项

1. 关于维生素D缺乏性佝偻病，充足的阳光照射是预防本病的方法之一，孕妇、婴幼儿每日户外活动应1小时左右。
2. 提倡母乳喂养。体弱多病的孕妇、早产儿和佝偻病高发地区的婴幼儿，可补充维生素D和钙剂，及时添加富含维生素D的食物，如肝类、牛奶、蛋黄等。

第20节　抽动症

小儿多发性抽动症又称小儿抽动秽语综合征，主要包括一过性抽动障碍、慢性运动或发声性抽动障碍、发声与多种运动联合抽动障碍，症状有明显的波动性。表现为眨眼、挤眉、龇牙、做怪相、耸肩、转颈、点头、躯体扭动、手臂摇动或踢脚、下肢抽动等，情绪紧张时加剧，精神集中时减少，睡眠时消失。多见于学龄前及学龄早期的儿童。

（一）心脾两虚型

临床表现　肢体瞤动、麻木，抽搐无力，时时惊惕，头昏、健忘，学习成绩差，注意力不集中，睡中易醒，流涎，面色无华，食少，便溏，舌淡，苔薄白，脉细无力，指纹浮。

推拿手法

1. 推三关

一手握小儿手部，另一手拇指桡侧缘或食、中二指指面自腕横纹推向肘横纹，推100~500次。

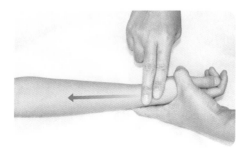

2. 揉外劳宫

外劳宫在掌背中，与内劳宫相对处。一手持小儿四指使其掌背向上，另一手拇指端揉穴处，揉100~300次。

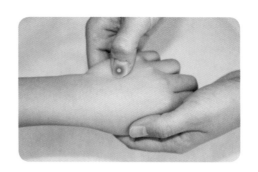

3. 掐揉内关

内关穴在腕横纹上2寸处，当肌腱之间。用拇指指甲掐或揉，掐3~5次，揉100~200次。

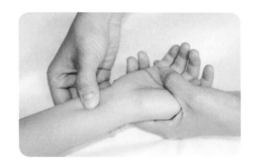

4. 揉心腧

心腧在第五胸椎棘突下，督脉旁开1.5寸处。以两手拇指或一手食、中二指指腹着力，在双侧心腧穴上揉动50~100次。

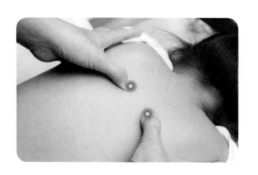

（二）痰迷心窍型

临床表现 时时抽搐，神情恍惚，喉间奇异叫声，流涎不止，咽喉不适，头昏，胸闷，恶心、干呕，苔腻，脉滑，指纹滞。

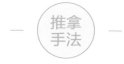

1. 补脾经

一手持小儿手以固定，另一手以拇指指腹旋推小儿拇指指腹，推100~500次。

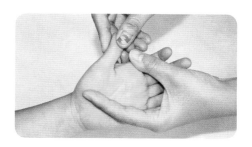

2. 补肾经

一手持小儿手以固定，另一手以拇指指腹旋推小儿小指指腹，推100~500次。

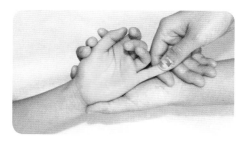

3. 掐掌小横纹

掌面小指根下，尺侧掌纹头。一手持小儿手掌，另一手中指端或拇指端掐穴处，掐5次左右。

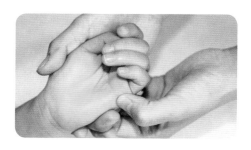

4. 揉膻中

两乳头连线中点，胸骨中线上，平第四肋间隙。用中指端揉50~100次。

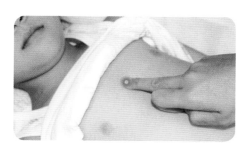

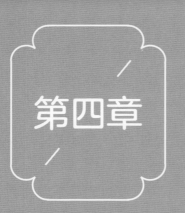

第四章

小儿日常经
络保健——
强身健体、防
未病

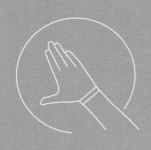

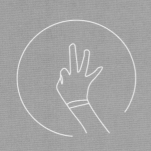

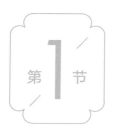

第 1 节

头面
保健按摩法

　　小儿头面部有很多重要穴位，如囟门、百会、攒竹、太阳、印堂、山根、牙关等，经常给孩子做头面部保健按摩，能够促进孩子头面部血液循环，缓解眼部疲劳，预防近视、感冒，强壮身体。

① 揉面颊：食指、中指和无名指三指并拢，用指腹轻揉孩子面颊。此法可以促进面部血液循环。

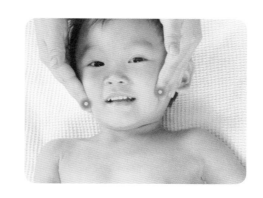

② 揉耳朵：食指、中指与拇指配合，三指一起揉捏孩子耳郭，使其有热胀感。此法可起到全身保健的作用。

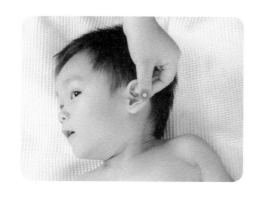

3 揉眼周：先以拇指在眼眶周围揉按，再并起手指用指腹压在孩子眼球上轻轻揉动，然后拇指和食指轻捏眼眶周围。可改善眼部供血，还可预防近视。

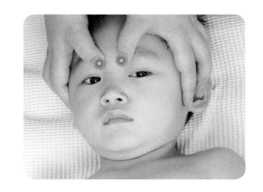

4 按百会：百会穴在两耳尖连线与头部正中线交点处。按百会能促进身体各功能的平衡，可醒脑健脑。用拇指端按穴处，按30~50次。

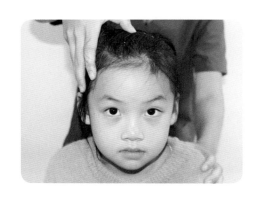

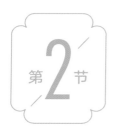

第2节　上肢保健按摩法

上肢保健按摩法，通过对上肢的搓、摩、揉，可促进上肢血液循环和上肢各肌群生长发育，从而达到增强全身各脏腑功能的目的。

① 轻摩上肢：双手掌紧贴皮肤摩动上肢2～3分钟，不要发生跳动。可促进皮肤血液循环。

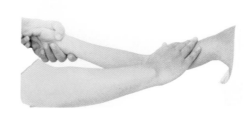

② 轻拿上肢：拿上肢时，手掌和指腹着力拿起肌肉，稍停留后还原，拿2～3分钟。可促进上肢各肌群生长。

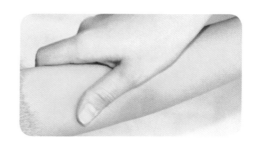

③ 揉上肢：拇指指腹着力贴紧皮肤做顺时针或逆时针揉动2～3分钟，不要发生摩擦。可增强全身各脏腑功能。

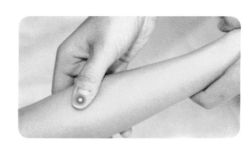

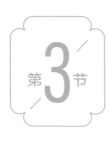

第**3**节　胸腹 保健按摩法

　　胸腹部汇集了很多重要穴位，如天突、膻中、胁肋、中脘、神阙、腹部、天枢、丹田等，按摩这些穴位能够宽胸理气、健脾和胃、温阳散寒，预防呼吸系统、消化系统、泌尿系统疾病，提高孩子免疫力。

① 按揉天突：胸骨上窝正中，正坐仰头取穴。一手扶小儿头部，另一手中指端按或揉穴处10~30次。

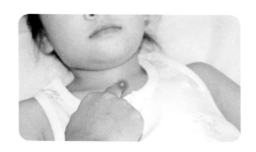

② 揉膻中：两乳头连线中点，胸骨中线上，平第四肋间隙。用中指端揉50~100次。

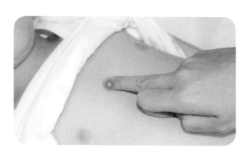

③ 搓摩胁肋：双手从小儿两侧腋下搓摩至天枢穴50~100次。

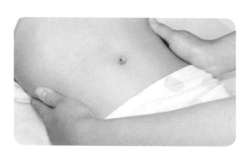

④ 揉中脘：中脘在前正中线上，脐上4寸处。小儿仰卧，术者用中指端或掌根按揉中脘100~300次。

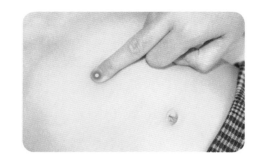

⑤ 摩腹：以掌或四指顺时针摩小儿腹部，5分钟。

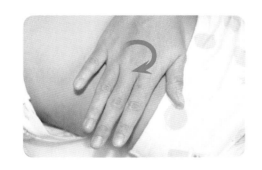

⑥ 分腹阴阳：以双手拇指端沿肋弓角边缘或自中脘至脐向两旁分推100~200次。

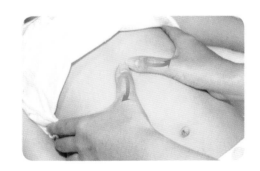

⑦ 揉脐：肚脐中。小儿仰卧，术者用中指端或掌根揉100~300次。

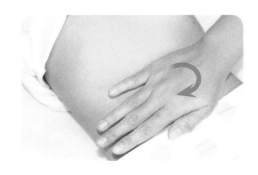

⑧ 摩丹田：丹田在下腹部，脐下2寸与3寸间。用掌根着力摩动3分钟。

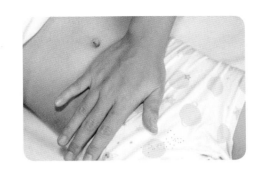

⑨ 摩胸腹：全掌摩揉孩子胸腹部，动作要轻柔。在肋间可改为手指揉动。胸部重点揉胸骨，腹部重点揉脐周。轻摩胸腹可使内脏平和舒缓，轻揉则可以促进胸腹部肌肉的生长。

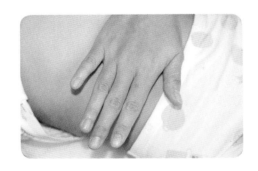

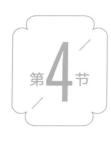

第**4**节 腰背保健按摩法

腰背部汇集了很多重要穴位，如脊柱两侧的胃腧、肾腧、大肠腧等，从长强穴沿脊柱上行，是督脉的主要行经路线，腰骶部还有八髎穴，因此，经常刺激腰背部，能够激发阳气、提高抗病能力。

1 摩揉腰背部：轻摩时全掌接触皮肤，尽量对整个腰背部进行抚摸；揉动时用掌根或大鱼际着力，重点揉脊柱两旁1.5寸处。

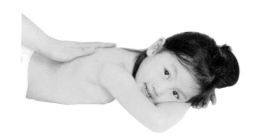

2 点按督脉：督脉自长强穴沿脊柱上行。点按督脉时，可从长强穴开始，点按至百会穴。点按督脉时，拇指偏锋斜向上，稍用力，也可在点按的同时左右波动，但注意用力不要过大。点按完后用全掌自上而下轻揉以放松。可激发阳气，提高抗病能力。

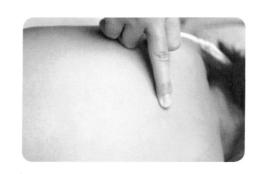

③ 捏脊：两手拇指伸直前按，用食指中节桡侧缘顶住小儿脊柱部皮肤，拇、食二指同时用力提拿肌肤，从尾骨尖端开始沿脊柱自下而上直到第七颈椎棘突下的大椎穴两侧，双手交替捻动向前推行，捏3~5次。可调节五脏六腑，增强体质。

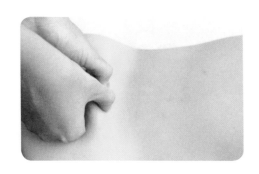

④ 合推腰背：从腰骶往肩背方向，双掌根着力推动脊柱两旁肌肉，停留片刻后再做揉动。可以强壮脊柱两旁肌肉，促进脊柱生长。

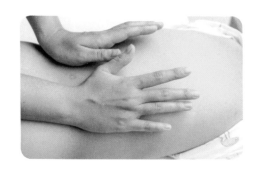

⑤ 叩打腰背部：利用手腕摆动，十指指腹着力叩打腰背部，叩打时要有弹性。也可用侧掌叩法，背部着力大于腰部。可激发内脏之气，通筋活络。

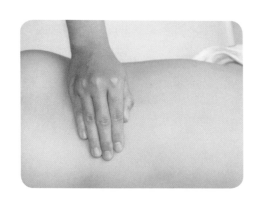

第5节 下肢保健按摩法

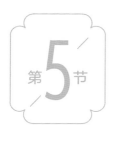

1 轻拿腿部：手掌和指腹着力拿起腿部肌肉，不要滑脱，先拿大腿再拿小腿，拿起肌肉时做轻度揉动。可促进生长发育，消除疲劳。

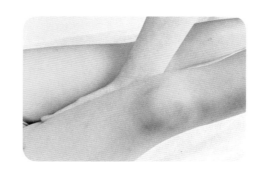

2 活动膝髋关节：膝部活动以屈伸为主，髋部以旋转为主，整个动作要求缓慢，幅度由小到大。能促进关节发育。

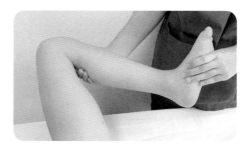

3 点按腿部要穴：经常点按足三里、三阴交、涌泉，可以调节四肢和脏腑的功能。操作时先以拇指端深按于穴位片刻，再以指腹轻揉结束。

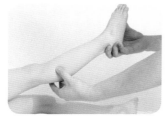
点按足三里

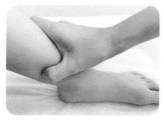
点按三阴交

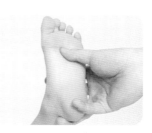
点按涌泉

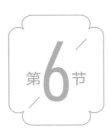

第**6**节 长牙不适
按摩法

① **轻揉两颊：** 由于脸颊部肌肉相对较薄，所以用力不能过大，在指下感觉凹陷处可多做揉动。

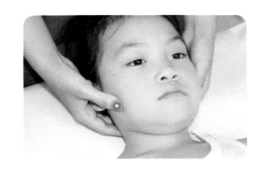

② **按压上下颌：** 用拇指端点压上下颌。由于孩子上下颌的里层是牙龈，所以力度和幅度都不宜过大。

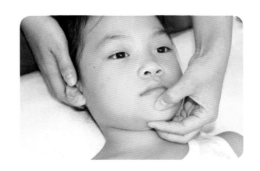

③ **按揉颊车：** 颊车穴是治牙要穴，操作时先以中指指腹深按于穴位片刻，再以指腹轻揉结束。

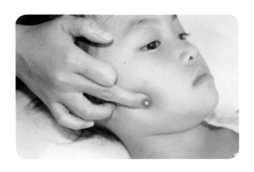

第 **7** 节 益智保健按摩法

① 摩囟门、振囟门：囟门在前发际正中之上2寸，百会前骨凹陷中。用掌心做摩法2分钟，做振法1分钟。

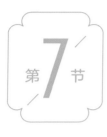

② 补肾经：一手持小儿手以固定，另一手以拇指指腹旋推小儿小指指腹，推100~500次。

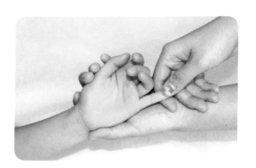

③ 摩丹田：丹田在下腹部，脐下2寸与3寸间。用掌根摩丹田3分钟。

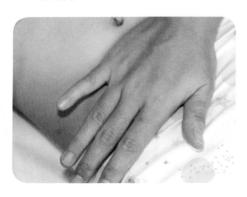

④ 轻揉头部：十指指腹着力紧贴头皮，带着发根揉动3分钟。

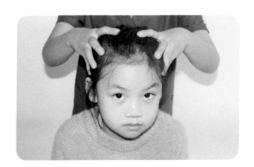

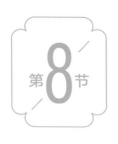

强身健体 保健按摩法

第8节

强身健体保健推拿主要针对先天不足或后天失养导致五脏六腑亏虚或不调，而某一个脏腑亏虚又不明显的小儿。中医认为，五脏六腑气血阴阳调和，"阴平阳秘"，即为健康状态。强身健体保健推拿的作用是调阴阳，理气血，和脏腑，通经络，培元气。可以调节全身各脏腑器官的功能状态，增强机体的抗病能力。

❶ 揉心腧：心腧在第五胸椎棘突下，督脉旁开1.5寸处。以两手拇指或一手食、中二指指腹着力，在双侧心腧穴上揉动50~100次。

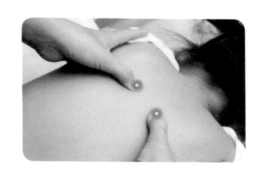

❷ 揉肝腧：肝腧在第九胸椎棘突下，督脉旁开1.5寸处。以两手拇指或一手食、中二指指腹着力，在双侧肝腧穴上揉动50~100次。

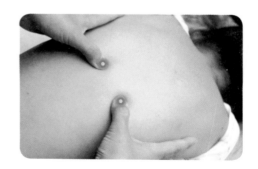

❸ 揉胃腧：胃腧在第12胸椎棘突下，督脉旁开1.5寸处。以两手拇指或一手食、中二指指腹着力，在双侧胃腧穴上揉动50~100次。

❹ 捏脊：两手拇指伸直前按，用食指中节桡侧缘顶住小儿脊柱部皮肤，拇、食二指同时用力提拿肌肤，从尾骨尖端开始沿脊柱自下而上直到第七颈椎棘突下的大椎穴两侧，双手交替捻动向前推行，捏3~5次。

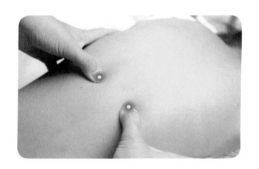

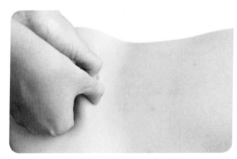

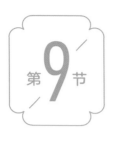

第**9**节 健脾和胃
按摩法

小儿脾常不足，脾胃气虚的小儿常表现出形体瘦弱，神疲倦怠，少气懒言，面色萎黄，食欲不振，脘腹胀满，大便溏薄或便秘等症状，特别容易发生腹泻、便秘、呕吐、厌食、疳积等脾系疾病。健脾和胃保健推拿通过对脾经、脾腧等特定穴位进行有针对性的刺激，起到健脾和胃、消积导滞的作用，进而增强食欲，促进消化吸收，提高小儿身体素质。

① 推脾经：脾经在拇指指腹，顺时针旋推3分钟。

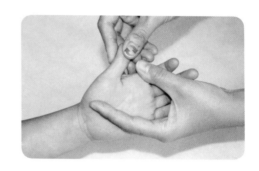

② 摩腹：用掌面或四指摩腹部。摩动时动作要轻柔，注意避开肋骨，以肚脐为圆心，顺时针、逆时针方向各摩动50次。

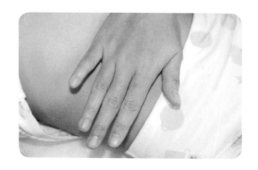

③ 捏脊：两手拇指伸直前按，用食指中节桡侧缘顶住小儿脊柱部皮肤，拇、食二指同时用力提拿肌肤，从尾骨尖端开始沿脊柱自下而上直到第七颈椎棘突下的大椎穴两侧，双手交替捻动向前推行，捏3~5次。重点在第11、12胸椎旁的脾腧和胃腧处反复捏数次。

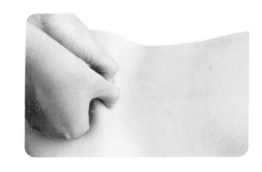

④ 按揉足三里：外膝眼下3寸，距胫骨前嵴约一横指处。以拇指端或指腹着力，稍用力按揉20~100次。

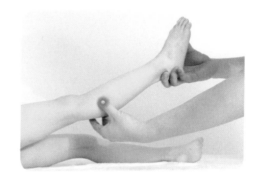

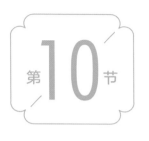

预防感冒
按摩法

第10节

感冒是孩子常见病，尽管不是什么大毛病，但每次经历感冒，都会对孩子造成或多或少的损伤。下面这套针对孩子感冒的保健按摩对防病毒和增强孩子体质都有不错的效果。以下手法要长期坚持才能达到远离感冒的目的，每天最少进行1次。

① 环摩面部：父母两手掌快速互擦，发烫为度。然后用擦烫的手按在孩子前额，先按顺时针方向环摩面部50次，再按逆时针方向摩面部50次，使孩子面部有温热感。

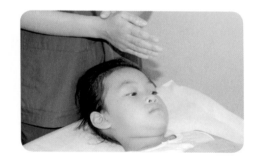

② 推擦鼻部：父母用两手中指在孩子鼻子两侧做快速上下推擦，用力不要过重，以局部产生的热感向鼻腔内传导为度。

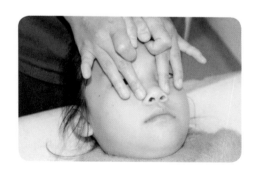

3 搓揉耳垂：用双手拇指和食指搓揉孩子双侧耳垂，反复操作1～3分钟，以耳垂发热为度。

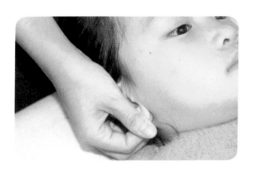

4 揉合谷：合谷在手背，第一、二掌骨间，当第二掌骨桡侧的中点处。用拇指端揉1分钟。

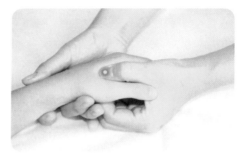

5 揉曲池：曲池在肘横纹外侧端，屈肘，当尺泽与肱骨外上髁连线中点。用拇指端揉1分钟。

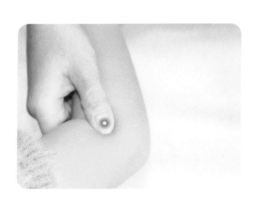

6 擦背部：用全掌擦孩子背部，以透热为度。

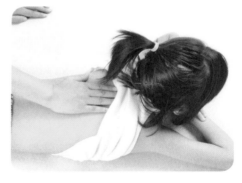

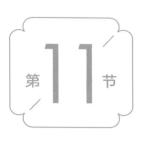

缓解生长痛按摩法

第11节

10岁左右是人体的快速生长发育期，四肢开始长长（尤其是下肢）。快速生长可能会导致各关节有一种胀痛感。此时对四肢肌肉和关节进行按摩，可有效缓解生长痛。

① 揉拨髌骨、胫骨两侧：按摩时以揉和拨为主，拨动时注意力量和幅度，以免损伤髌骨。能改善髌骨、胫骨周围气血。

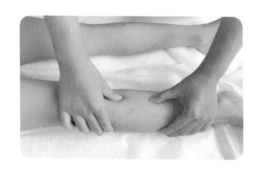

② 点按鹤顶、膝眼、足三里：鹤顶穴在膝前区上部，髌底的中点上方凹陷处。膝眼穴在髌韧带两侧凹陷处，内侧称内膝眼，外侧称外膝眼。足三里在外膝眼下3寸，胫骨旁开1寸，按50～100下。点按穴后，沿着髌骨轮廓做揉按，以增强效果。有利于孩子腿部和膝盖的生长发育。

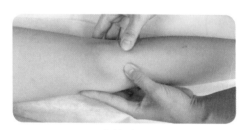

点按膝眼

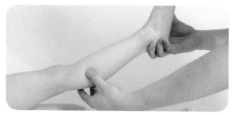

点按足三里

徐荣谦小儿推拿护理大全

③ 活动膝、髋关节。膝关节活动以屈伸为主，髋关节活动以旋推为主。动作要缓慢，幅度由小到大。

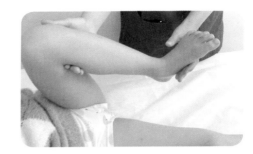

④ 点揉大杼：大杼穴位于孩子第一胸椎棘突下旁开1.5寸处。大杼有强肌壮骨作用，点穴要停留数秒，再以轻揉结束。

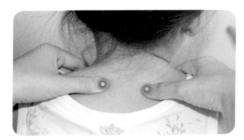

⑤ 揉拿腿部：以五指拿法自上而下先拿大腿后侧肌肉，每块肌肉拿数下再揉数下，一边拿一边移动，向下拿至足跟处。拿动时速度宜慢，不要滑脱。

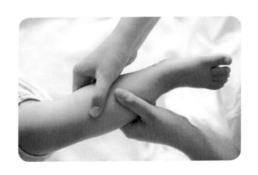

⑥ 点按阳陵泉、承山、三阴交：阳陵泉在小腿外侧，当腓骨头前下方凹陷处；稍施力垫起脚尖，小腿后侧肌肉浮起的尾端即为承山穴；三阴交在内踝尖直上3寸，当胫骨内侧面后缘处。点按这三个穴位有利于调和孩子脏腑，强健肌肉和骨骼。

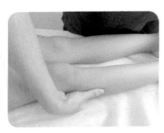
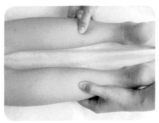
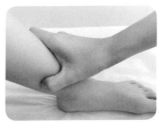

点按阳陵泉　　　　　　点按承山　　　　　　点按三阴交

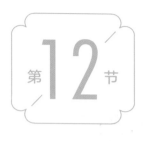

预防近视按摩法

孩子学习负担越来越重，眼睛的负担自然也随之增加，父母平时给孩子做做以下眼部保健按摩，可改善孩子的视力。

❶ **开天门**：用拇指自孩子印堂穴上推至前发际，两手交替操作30~50次。

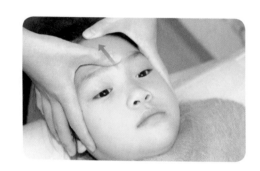

❷ **推坎宫**：自额中向两侧分抹至太阳穴30~50次。

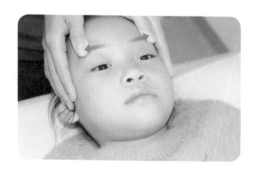

③ 轻按眼球：孩子闭上眼，父母用拇指轻轻揉按眼球20次。

④ 揉太阳：用拇指揉太阳穴1分钟。

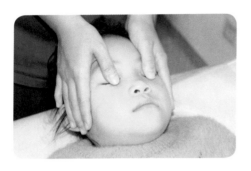

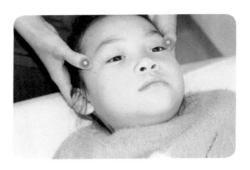

⑤ 揉眼眶：用拇指端揉抹眼眶30～50次。

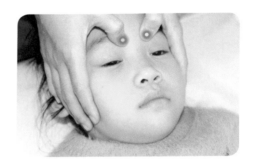

⑥ 按揉眼部：按揉孩子晴明、攒竹、鱼腰、阳白、瞳子髎、四白穴各50次。

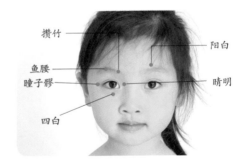

增高
保健按摩法

　　想要孩子充分发挥身高增长的潜力，首先要保证均衡的饮食营养和充足的睡眠以及科学的身体锻炼。在此基础上，可以配合以下有利于孩子长高的按摩，长期坚持，就能促进孩子长高。

① 揉涌泉：涌泉穴在足掌心前1/3与后2/3交界处的凹陷中。用拇指指腹揉穴30~50次。

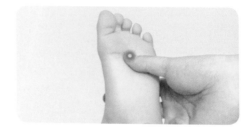

② 按揉命门：命门穴在腰部，当后正中线上，第二腰椎棘突下凹陷处。用拇指端着力按揉100~300次。

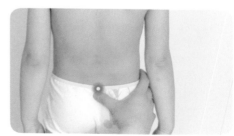

③ 捏脊：两手拇指伸直前按，用食指中节桡侧缘顶住小儿脊柱部皮肤，拇、食二指同时用力提拿肌肤，从尾骨尖端开始沿脊柱自下而上直到第七颈椎棘突下的大椎穴两侧，双手交替捻动向前推行，捏3~5次。

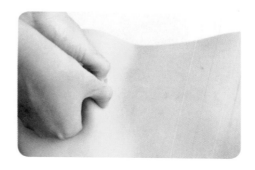

第14节　五指一捏保健法

从孩子出生之日起，每天轻轻按摩孩子的五个手指，你对孩子的爱通过手指的抚触传递给孩子，孩子的身心也会一天天健康起来。每天坚持五指一捏，你会发现孩子体质得到改善，原来经常生病的孩子食欲好了，睡觉香了，身高和体重都有所增长。做父母的也不用为上医院耽误时间、浪费金钱，更重要的是孩子不用饱受吃药打针的痛苦。

1 补脾经：一手持小儿手指以固定，另一手以拇指指腹旋推小儿拇指指腹，推100~500次。

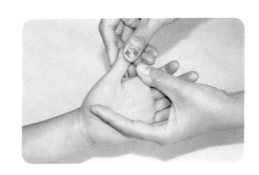

2 补肺经：一手持小儿无名指以固定，另一手以拇指指腹旋推小儿无名指指腹，推100~500次。

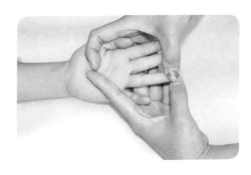

③ 补肾经：一手持小儿手以固定，另一手以拇指指腹旋推小儿小指指腹，推100~500次。

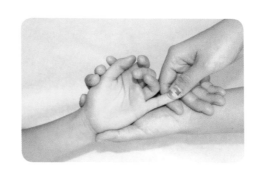

④ 清肝经：一手持小儿食指以固定，另一手以拇指端沿整个食指掌面自指根推向指尖，推100~500次。

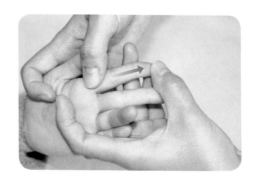

⑤ 捏脊：两手拇指伸直前按，用食指中节桡侧缘顶住小儿脊柱部皮肤，拇、食二指同时用力提拿肌肤，从尾骨尖端开始沿脊柱自下而上直到第七颈椎棘突下的大椎穴两侧，双手交替捻动向前推行，捏3~5次。

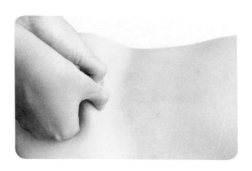

第15节 足部按摩六步操

　　人体各器官和部位在足部有着相对应的区域，可以反映相应脏腑器官的生理和病理信息，这就是所谓的"足部反射区"。运用按摩手法刺激这些反射区，可以调节人体各部分的功能，取得防病治病、自我保健的效果，医学上称之为"足部反射区健康法"。让孩子从小掌握简单的足部按摩，可以有效预防疾病，提高免疫力。

　　第一步：小脚丫摇一摇，快快乐乐做足疗。
手扶脚踝，转动脚丫，逆时针、顺时针各转4圈。

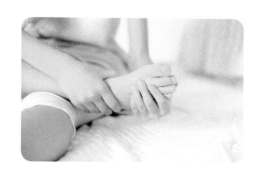

　　第二步：小手对小脚，用力搓一搓。
左手扶着脚，右手五指搓左脚五趾，上下来回搓，反复2遍。

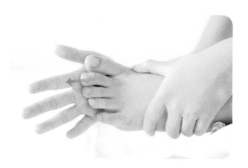

第三步：手掌摩脚掌。

左手扶着左脚，右手掌对左脚掌横向用力搓，反复2遍。反之亦然。

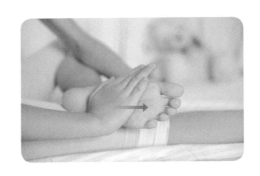

第四步：刮刮小脚心，吃饭香又香。

左手扶着左脚，右手握拳，用手指第二关节刮左脚心，反复2遍。反之亦然。

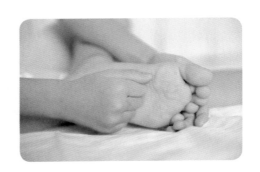

第五步：小拳敲小脚，个子长高高。

左手扶左脚，右手握拳，轻轻敲打左脚脚后跟，反复2遍。反之亦然。

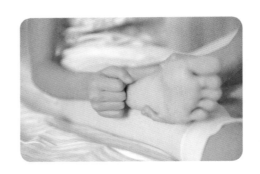

第六步：搓搓小脚丫，疾病跑光光。

双手握住小脚丫，上下左右来回搓擦脚底、脚背，把脚丫搓热。

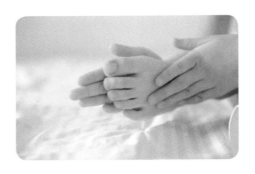

小儿四季养生保健推拿——调养五脏保安康

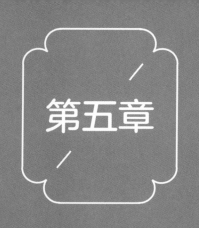

第五章

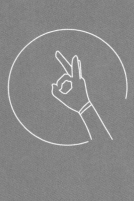

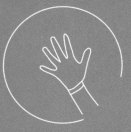

春季保健推拿

春季养生保健的意义：生发阳气，养肝为要

春天是万物萌发复苏、生机勃勃、推陈出新的季节，天地间阳气生发、万物欣欣向荣，人体的新陈代谢开始变得活跃。春天是孩子生长发育的黄金季节，在这个季节里，他们的身体会迅速生长发育，食欲也比较旺盛。

"春主生"，养生应当注意养护"阳气"，并借助自然界生长之气，激发五脏之生机，从冬天的伏藏状态中走出来。

春季对应五行属木，对应五脏属肝。春季肝、胆经经气旺盛，应当注意养肝，保持恬静、愉悦的心情。但是，春季风沙较大，天气变化较快，孩子易受风邪侵扰，也是各类戾气疫毒流行高发的季节，所以春季养生还要注意避免诱发各种过敏性疾病，如哮喘、鼻炎、风疹等。春季还是白喉、百日咳、猩红热、流感、病毒性肝炎等传染性疾病高发的季节，春季养生需注意顾护正气，防止既往体虚小儿旧病复发或已患疾病小儿病情加重。

春季要逐渐增加户外活动时间，锻炼身体，愉悦心情。但是要避免剧烈运动，身体锻炼以节奏缓慢的运动为宜，如春游踏青、慢跑、步行等，不宜大汗淋漓、气喘哭闹，以免耗伤阳气，影响身体发育。

小儿春季护理原则

初春时节，万物复苏，天气乍暖还寒，气温变化较大。小儿为"稚阴稚

阳"之体，脏腑娇嫩，形气未充，易寒易热，易虚易实。如果照顾不当，很容易生病。此时要注意"春捂"，还要顺应春天生发之气，融入自然，积极参加户外活动，保持愉悦心情，增强体格锻炼，以达到养生防病的目的。

春天是孩子生长发育的黄金季节，所以父母要抓住这个好时机，科学合理地给孩子增加营养。

春季应该多吃辛甘发散之品，如姜、白萝卜、韭菜、洋葱、蒜薹、茴香、香菜、甘蓝、菠菜、芥菜、豆豉、茼蒿、大枣、百合、荸荠、桂圆、银耳等。因为辛味有生发疏散的功效，有利于肝气的疏泄条达，生发阳气，而使小儿气血平和，心情舒畅。

小儿春季保健推拿

头面部

开天门30次，推坎宫30次，揉太阳100次，揉迎香50次，拿风池5次，揉大椎3~5遍。

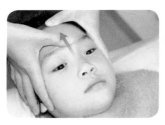
开天门

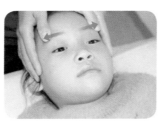
推坎宫

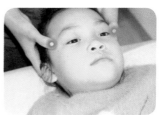
揉太阳

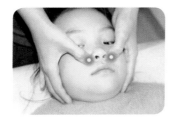
揉迎香

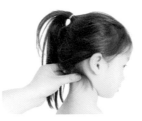
拿风池

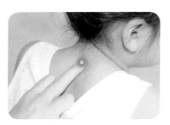
揉大椎

补脾经300次，补肺经300次，补肾经200次，推三关100次，按揉足三里、三阴交各100次。

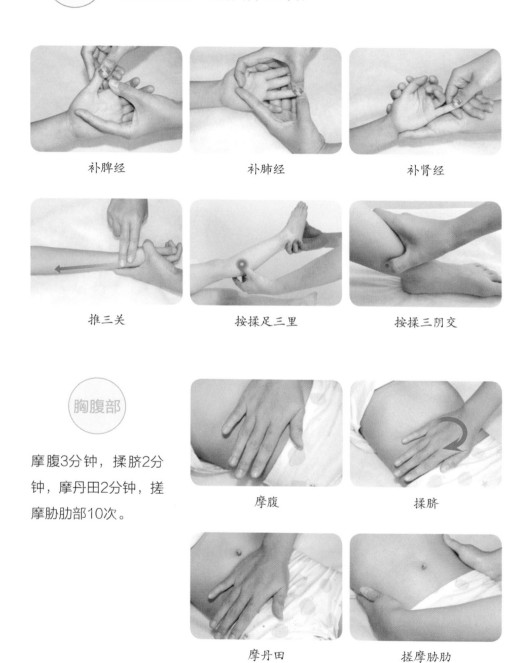

补脾经

补肺经

补肾经

推三关

按揉足三里

按揉三阴交

胸腹部

摩腹3分钟，揉脐2分钟，摩丹田2分钟，搓摩胁肋部10次。

摩腹

揉脐

摩丹田

搓摩胁肋

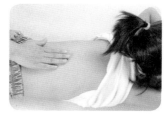

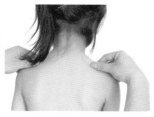

摩脊柱3~5遍，拿肩井3~5遍。

摩脊柱　　　　　　　　拿肩井

春季保健推拿的作用

小儿脏腑娇嫩，肺、脾、肾常不足，故取脾经、肺经、肾经之穴补充其不足。搓摩胁肋部，能疏肝解郁、理气宽胸，以顺应春季养肝的需求，配合拿肩井以宣通全身气血。推三关能补阳行气，配合叩击大椎、摩腹、揉脐及摩丹田，擦肾腧、命门以补养阳气，促进小儿生长发育。摩脊柱，捏脊，按揉足三里、三阴交可调阴阳，和脏腑，通经络，培元气，还能调节小儿脾胃。春季风邪当令，易袭头面部，揉迎香、拿风池、开天门、推坎宫、揉太阳以达疏风解表、镇惊安神的功效。

夏季保健推拿

夏季养生保健的意义：合理活动，养心为要

夏天是万物繁荣、群芳争艳的季节，天气下降，地气上升。在这欣欣向荣的大自然中，人体的各项生理功能也由"春生"进入"夏长"的旺盛时期，此时小儿新陈代谢加快，机体热量消耗加大，营养物质的需求也随之增加。

"夏主长"，养生应当顺应阳盛于外的特点，注意继续养护阳气，同时借助天地的长势促进小儿的生长功能。夏季对应五行属火，对应五脏属心，当注重养心，通过心运行气血以增强人体生长。

春夏之交，万物生发繁茂，阳气逐渐旺盛，是小儿养护阳气的最好时节。小儿为纯阳体质，生机蓬勃，发育迅速，此时应借助自然界的盛阳以充实小儿的稚阳之体。积极参加户外活动，适当接受早晨和傍晚的太阳照射，吸收阳气，促进血液循环，增强生命活力，从而促进生长发育，有利于防病治病。

我国夏季普遍高温，气候炎热，暑邪当令，火（热）之邪旺盛，且夏季降水充沛，特别是夏秋之交的"长夏"以及广大南方地区，以湿为主。暑湿并盛易损阳气、耗伤津气，影响气机运行，导致伤暑、中暑、夏季感冒、肠胃炎、痢疾等夏季常见病。

小儿夏季护理原则

夏季重在养心，养心重在宁静，要帮助孩子调节情志。要合理安排孩子的

户外活动，培养其兴趣爱好，塑造孩子乐观开朗的性格。帮助他们调节不良情绪，减少烦恼。

夏季宜晚睡早起，可适当运动，但是小儿体温调节中枢尚未发育成熟，更易发生伤暑、中暑，应以室内活动为主，室外活动时注意避暑。

长夏期间（农历6月，阳历7~8月）是脾气最旺盛、消化吸收力最强的时期，是"养长"的大好时机。父母要借此期间为孩子补充营养，加强锻炼，以促进孩子的生长发育。

小儿"脾常不足"，饮食调养宜以清淡为主，给孩子经常吃一些健脾利湿的食物，如山药、薏苡仁、茯苓、赤小豆、冬瓜等；少吃肥甘厚腻的食物，少吃肉和辛辣、油炸熏烤之物。

夏季气候炎热，小儿脾胃虚弱，当忌露忌贪凉，不可过食生冷，饮食以清淡为主，注意补充水分、维生素、矿物质及优质蛋白质，补充消耗，满足小儿生长发育的需求。可适当食用清热解暑之品，当少苦多辛，不可过食黄连、黄柏等重苦寒凉之品，以防损伤阳气。

小儿夏季保健推拿

 头面部

开天门30次，推坎宫30次，揉太阳30次，摩囟门1分钟，揉耳后高骨30~50次。

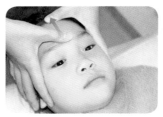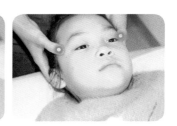

开天门　　　　　　推坎宫　　　　　　揉太阳

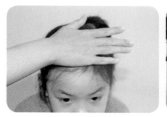

摩囟门

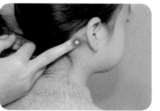

揉耳后高骨

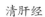 四肢部 清肝经100次，清心经100次，清小肠经100次，补脾经100次，补肾经100次，揉神门100次，揉小天心50次，揉内劳宫50次，掐揉四横纹3~5遍，揉足三里、三阴交各100次。

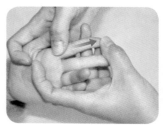

清肝经

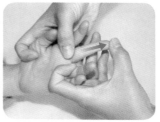

清心经

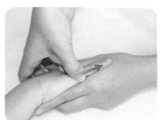

清小肠经

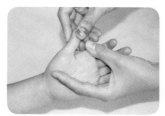

补脾经

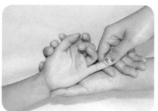

补肾经

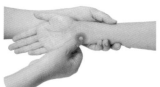

揉神门

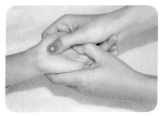
揉小天心

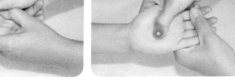
揉内劳宫

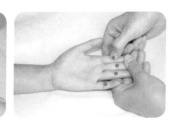
掐揉四横纹

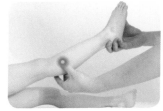
揉足三里

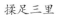
揉三阴交

胸腹部

摩腹3分钟，揉中脘50次。

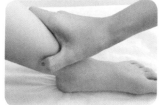
摩腹

揉中脘

肩背部 摩脊柱3~5遍，捏脊3~5遍，拿肩井3~5遍。

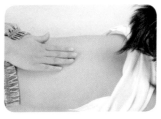
摩脊柱

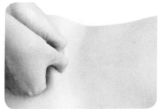
捏脊

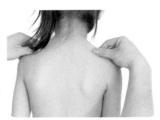
拿肩井

夏季保健推拿的作用

开天门、推坎宫等头面部操作，配合揉神门、小天心、内劳宫以达清心安神、解热除烦的目的。小儿心、肝常有余，加上夏季外界火热之气亢盛，易导致肝阳太过，所以心肝同清，以去心肝之火。心经火旺往往下移至小肠，用清小肠经的手法达到清心经的功效。夏季暑湿并盛，影响脾胃运化，小儿易食欲减退，掐揉四横纹、揉足三里、摩腹、揉中脘、捏脊以健脾和胃、消食导滞、促进消化。脾肾为人体之本，四季均需注意调护，补脾经、肾经配伍上述操作，可促进小儿生长发育。揉足三里配伍三阴交，可起到健脾除湿的作用。拿肩井取其平调阴阳、宣通一身气血之意。

秋季保健推拿

秋季养生保健的意义：气候多变，润燥养肺

秋季，气候转变频繁，自然界的阳气经过了春季的生发、夏季的生长，逐渐收敛，阴气渐长，是"阳消阴长"的重要阶段。

秋季对应五行属金，对应五脏属肺。"金曰从革"，有沉降、肃杀、收敛之意。秋季气候干燥，降雨减少，燥邪当令，肺为娇脏，喜润而恶燥，燥邪袭人，首犯肺卫，故秋季以养肺为重。注意防范秋燥、感冒、秋季腹泻、扁桃体炎、气管炎以及肺炎等秋季儿科常见病的发生。

此外，还要注意孩子的情志养生。秋天是收获的季节，是景色最美的季节，要积极带领孩子尽情享受秋天的欢乐，体会丰收的喜悦，保持乐观精神，动静相宜，使情绪保持稳定、安宁，愉情养阴。

小儿秋季护理原则

秋季养生应以敛阳养阴为要，养阴以肺为主，养肺以润为要，宜多给孩子吃些益肺健脾的食物，如藕节、杏仁、百合、银耳、荸荠、秋梨、蜂蜜、猕猴桃等，以预防小儿秋季易患的哮喘、过敏性鼻炎、反复呼吸道感染、秋咳、秋泻等疾病的发生。

秋季，小儿养生重在养肺，肺气宜敛不易散，因此在饮食上要做到"多酸少辛"。要多食酸味之物，如苹果、山楂、葡萄、梨、柠檬等；少食辛

辣之物，如辣椒、葱蒜、韭菜、香菜、洋葱等，可在菜肴中适当增加醋的使用。

秋季气候干燥，小儿脾胃功能薄弱，当注意气候的变化，适时增减衣物。秋季有"秋冻"之说，所谓"春捂秋冻，不生杂病"。但是秋冻也要有度，不可一味强求，避免适得其反。小儿为稚阴稚阳之体，腠理疏松，肌肤薄弱，卫外不固，不耐寒热。到了霜降以后，要多晒太阳，逐渐增加衣物，要借助阳光之气以御寒防冻，防止阴气过于聚集，促进自身阳气的收敛与保养。

秋季宜早睡早起，可适当外出运动，注意控制运动量，避免过量运动后汗液大量流失，耗气伤阴。室外活动时注意增减衣物，不可骤减，以免冒触风寒，罹患外感凉燥、温燥之证。

小儿秋季保健推拿

头面部

开天门30次，推坎宫30次，揉太阳50次，揉迎香50次，摩囟门1分钟。

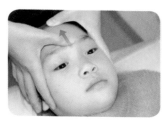
开天门

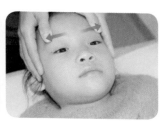
推坎宫

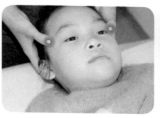
揉太阳

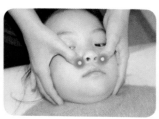
揉迎香

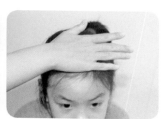
摩囟门

四肢部　补脾经300次，补肺经300次，补肾经200次，推三关100次，揉内劳宫50次，揉足三里、三阴交各100次。

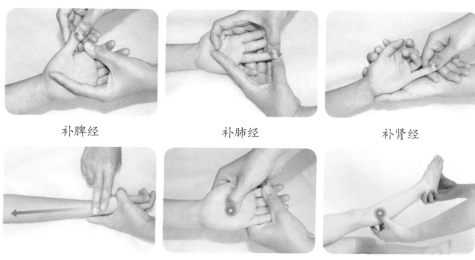

补脾经　　　　　　　　补肺经　　　　　　　　补肾经

推三关　　　　　　　揉内劳宫　　　　　　揉足三里

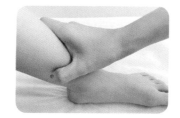

揉三阴交

 胸腹部　揉膻中、中脘各50次，开璇玑5~10遍。

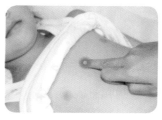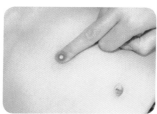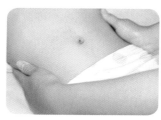

揉膻中　　　　　　　揉中脘　　　　　　　开璇玑

肩背部 摩脊柱3~5遍，按揉肺腧100次，按揉脾腧、肾腧各50次，捏脊3~5遍，拿肩井3~5遍。

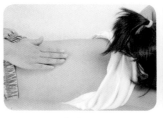

摩脊柱

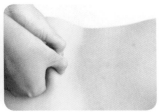

捏脊

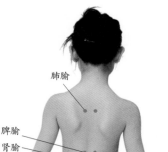

肺腧

脾腧
肾腧

按揉脾腧、肾腧

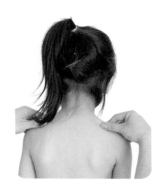

拿肩井

秋季保健推拿的作用

　　秋季当养肺，以清肺、滋阴、润燥为主。肺主气，司呼吸，外合皮毛，开窍于鼻，燥邪多从口鼻而入，揉迎香配伍开天门、推坎宫等头面部操作，可起到宣肺气、通鼻窍的作用。通过补肺经，揉膻中、肺腧起到补肺益气的作用。开璇玑取其开通上焦、宣通中焦、理气宽胸之意，配合推三关、揉内劳宫、拿肩井以宣通一身气血。补脾经配伍揉足三里、中脘、脾腧可顾护后天之本，补小儿脾之不足，以培土生金、健脾益气；补肾经配伍揉三阴交、肾腧可顾护先天之本，可补小儿肾的不足，起到滋养肺肾之阴的作用。摩脊柱、捏脊、拿肩井，可调一身阴阳气血，和脏腑，通经络。

徐荣谦小儿推拿护理大全

冬季保健推拿

冬季养生保健的意义：万物封藏，养肾为要

冬季是一年之中最寒冷的季节，阳气潜藏，阴气盛极，蛰虫伏藏，也是人体阴阳消长代谢最为缓慢的季节。寒乃冬季之主气，冬季易受寒邪侵扰，损伤人体阳气，且寒性收引凝滞，阻碍气血、津液、经络的运行。

"冬主藏"，小儿养生应当顺应藏伏的趋势，进入休整状态，为来年生长发育做好准备。

冬季对应五行属水，对应五脏属肾。"水曰润下"，有滋润、下行、寒凉、避藏的特性。

冬季是自然界万物闭藏的季节，此时天寒地冻，阴盛阳衰，万物潜藏阳气，以待来春。冬季是四季中最重要的养生季节。小儿肾常不足，常表现为生长发育缓慢，容易感受外邪侵袭而发病。因此小儿养生要顺应自然界冬天阳气封藏的特点，注意阳气的潜藏和阴精的积蓄，重点在于一个"藏"字。小儿为稚阳之体，脏腑娇嫩，肌肤薄弱，容易感受寒气而引起发热、咳嗽、鼻炎等。因此，御寒固阳是小儿冬季养生的重点。

小儿冬季护理原则

冬季时节，天寒地冻，万物凋敝，小儿出行不便，长时间待在室内，容易影响情绪，引发或加重抑郁情绪。而且学龄期或青春期的孩子，学习压力较

大，应注意孩子的心理和情绪变化，给孩子创造更多机会，增添生活乐趣，减轻心理压力。

冬天合理的进补能够为来年的健康打下物质基础。冬季饮食要减咸增苦，宜少吃辛辣之物，多吃温补食品，如羊肉、牛肉、鸡肉等。还应多吃益肾养精的食品，如腰果、芡实、山药、栗子、白果、核桃等。特别是白萝卜，具有很强的行气功能，还能止咳化痰、润燥生津，可以变换烹调手法，做成萝卜粥、萝卜汤等。

作息上要早睡晚起，不要熬夜，也不要起得太早，以免阴盛伤阳，被寒气侵袭。夜间是养阴的最好时期，所以在冬季要早睡，以躲避深夜的寒气，从而起到护阳的作用。此外，还要注意避寒保暖，及时添加衣服。要多晒太阳，在阳光下进行户外活动，锻炼身体，适量运动，借助阳光筑固小儿稚阳。但不要剧烈运动，出大汗而耗伤阳气。

小儿冬季保健推拿

 头面部 开天门30次，推坎宫30次，揉太阳50次，按揉百会50次，摩囟门1分钟，拿头部五经、颈项各3~5遍。

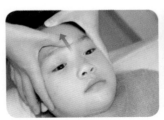
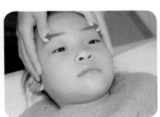
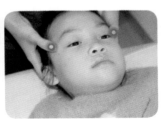

开天门　　　　　　　推坎宫　　　　　　　揉太阳

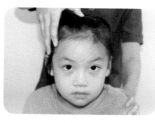

按揉百会

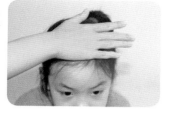

摩囟门

四肢部

补脾经300次，补肺经300次，补肾经200次，揉肾顶100次，推三关100次，揉内劳宫50次，揉足三里、三阴交、涌泉各100次。

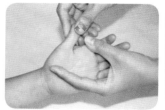

补脾经

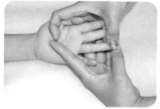

补肺经

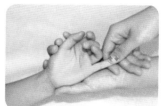

补肾经

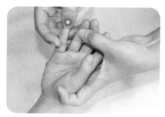

揉肾顶

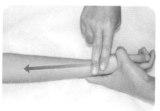

推三关

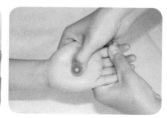

揉内劳宫

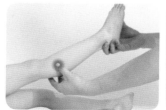

揉足三里

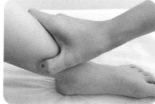

揉三阴交

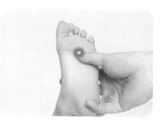

揉涌泉

摩腹3分钟、振腹1分钟，揉脐2分钟，摩丹田2分钟，揉中脘、气海、关元各50次。

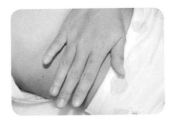

摩腹

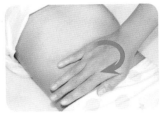

揉脐

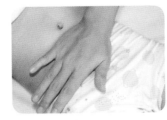

摩丹田

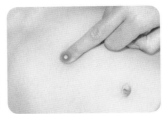

揉中脘

肩背部

摩脊柱3~5遍，揉肺腧、脾腧、肾腧、大肠腧、膀胱腧、膏肓腧各50次，推脊3~5遍，擦肾腧、命门、八髎以擦热为度，拿肩井3~5遍。

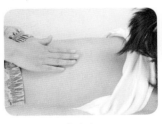

摩脊柱

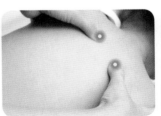

揉肺腧

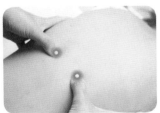

揉脾腧

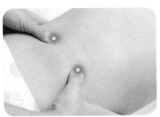

揉肾腧

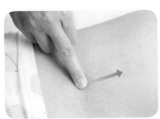

推脊

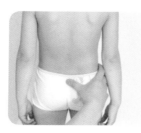

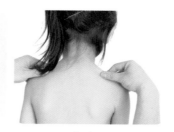

擦命门　　　　　　　　　　　拿肩井

冬季保健推拿的作用

通过对头部囟门、百会及头部五经的刺激，可起到补肾填精的功效。百会为诸阳之会，配伍补肾经，揉肾顶，推三关，揉内劳宫，揉脐及摩丹田，揉中脘、气海、关元、足三里，擦肾腧、命门、八髎，可补养一身阳气，起到补肾益气的作用。振法有温中散寒、理气散寒的功效，特别适合在冬季使用。背属阳，按揉背腧穴，摩脊柱、推脊，拿肩井，在对相应脏腑进行调理的同时，也促进了人体气血的运行，帮助阳气的振奋。揉三阴交、涌泉的目的是为了平调阴阳，在补养阳气的同时注意养护阴气，而补脾则有益火补土之意。

图书在版编目（CIP）数据

徐荣谦小儿推拿护理大全 / 徐荣谦编著 . — 北京：
中国轻工业出版社，2020.3
ISBN 978-7-5184-2837-3

Ⅰ . ①徐… Ⅱ . ①徐… Ⅲ . ①小儿疾病 – 推拿
Ⅳ . ① R244.1

中国版本图书馆 CIP 数据核字（2019）第 278823 号

责任编辑：付　佳　　　　责任终审：张乃东　　整体设计：锋尚设计
策划编辑：翟　燕　付　佳　责任校对：吴大鹏　　责任监印：张京华

出版发行：中国轻工业出版社（北京东长安街6号，邮编：100740）

印　　刷：北京博海升彩色印刷有限公司

经　　销：各地新华书店

版　　次：2020年3月第1版第1次印刷

开　　本：710×1000　1/16　印张：14

字　　数：220千字

书　　号：ISBN 978-7-5184-2837-3　定价：49.80元

邮购电话：010-65241695

发行电话：010-85119835　传真：85113293

网　　址：http://www.chlip.com.cn

Email：club@chlip.com.cn

如发现图书残缺请与我社邮购联系调换

190537S3X101ZBW